AF589912

BIBLIOTHÈQUE GÉNÉRALE DE MÉDECINE



# CONTRIBUTION A L'ÉTUDE
DU
# TRAITEMENT CHIRURGICAL
DE LA
# NÉVRALGIE FACIALE

PAR

Le Docteur CAROLI

DE LA FACULTÉ DE PARIS

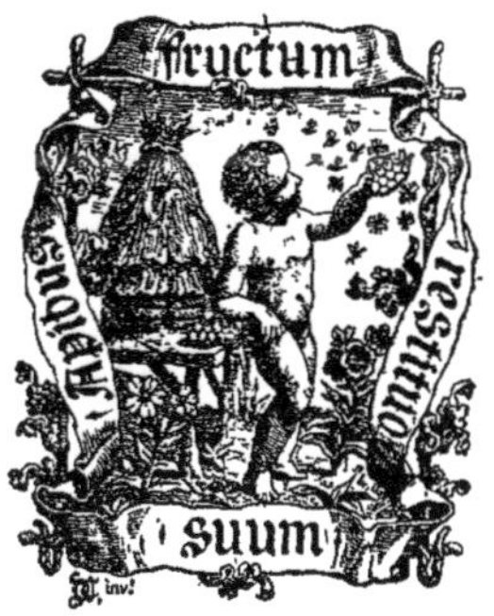


PARIS
SOCIÉTÉ D'ÉDITIONS SCIENTIFIQUES
PLACE DE L'ÉCOLE DE MÉDECINE
4, RUE ANTOINE-DUBOIS, 4

1896

A LA MÉMOIRE DE MA MÈRE

A MES PARENTS

A MA FEMME

A MON AMI Mr SAMAMA

A MON PRÉSIDENT DE THÈSE :

MONSIEUR LE PROFESSEUR BERGER,

Chirurgien des Hôpitaux,

Membre de l'Académie de Médecine,

Chevalier de la Légion d'honneur.

# INTRODUCTION

« Je n'ai jamais vu guérir une névralgie faciale » disait Trousseau. Cette assertion du grand maître de l'Ecole française nous prouve combien est grave le pronostic de cette affection et explique le nombre considérable des traitements, tant médimaux que chirurgicaux, préconisés jusqu'à ce jour en vue d'obtenir la guérison de cette névralgie. Elle donne en même temps raison à la hardiesse de certains chirurgiens qui n'hésitèrent pas de trépaner la base du crâne, d'aller à la recherche du ganglion de Gasser, de réséquer ce ganglion et de détruire, pour ainsi dire, le mal à sa racine.

Mais nous n'aurons en vue dans cette thèse que les traitements chirurgicaux les plus employés dans ces dernières années et plus spécialement, la résection du ganglion de Meckel, l'ablation du ganglion de Gasser et le procédé du docteur Jarre, à savoir : la résection du bord alvéolaire du maxillaire. Voici d'abord quel sera le plan de notre travail :

Etiologie de la névralgie faciale. — Anatomie du nerf trijumeau. — Revue d'ensemble des différents procédés opératoires et enfin trois chapitres réservés à l'étude des trois procédés précédemment cités.

Mais avant d'aller plus loin, il est un devoir dont nous devons nous acquitter et que nous considérons comme un véritrble plaisir. Nous voulons remercier nos maitres dans les hôpitaux de la bonté qu'ils nous ont témoignée, de l'intérêt qu'ils ont bien voulu nous porter et du précieux enseignement qu'ils nous ont si largement offert.

Le premier nom qui se présente à notre plume est celui du docteur Peyrot. Que ce maître veuille bien recevoir l'expression de notre plus profonde gratitude pour l'affection véritablement paternelle dont il nous a toujours honoré et pour le haut enseignement que nous avons reçu pendant les deux années passées dans son service.

A M. le docteur Guinard, nous sommes redevable du sujet de cette thèse. Qu'il veuille bien accepter l'hommage d'une grande reconnaissance pour les conseils éclairés qu'il nous a donnés et qui ont été pour nous d'un si grand secours dans la composition de notre travail.

Nous sommes heureux de remercier notre excellent maître, le docteur Ch. Fernet qui, tout en nous donnant ses savantes leçons de cliniques médicales, a toujours été pour nous le plus parfait exemple de dignité et de probité professionnelles.

Nous tenons également à témoigner toute notre reconnaissance à nos deux maîtres, les docteurs Tuffier et Chantemesse, pour l'intérêt qu'ils nous ont porté et pour le haut enseignement qu'ils nous ont donné d'une façon toujours si agréable et si aimable.

M. le docteur Poirier a droit à tous nos remerciements pour l'obligeance qu'il a eue en nous communiquant son nouveau procédé opératoire et pour les conseils qu'il a bien voulu nous donner.

Nous sommes heureux de remercier nos excellents maîtres de l'hôpital Saint-Louis, les docteurs Hallopeau et Jeanselme, pour leurs savantes leçons sur les maladies cutanées et syphiligraphiques, qu'ils nous donnèrent pendant l'année que nous avons passée dans leur service.

Nous prions le professeur Berger d'agréer l'expression de notre très respectueuse reconnaissance pour l'honneur qu'il a bien voulu nous faire en acceptant la présidence de notre thèse.

# ETIOLOGIE

L'anatomie pathologique qui est si souvent une aide puissante pour déterminer la cause de certaines maladies, ne nous apporte pas un appoint bien utile dans l'étiologie de la névralgie faciale, et dans bien des cas, la nature intime et la pathogénie de certaines névralgies graves nous échappent complétement. Cependant certaines lésions paraissent influencer le développement des névralgies graves du trijumeau. Nous allons énumérer celles qui sont le plus communément admises.

Quelle est d'abord l'action du froid intense dans les névralgies ?

Il se peut que le froid détermine la névrite du nerf et une modification des fibres nerveuses, mais dans ces, cas les névralgies guérissent facilement et une fois de plus l'examen anatomique nous fait défaut.

Il paraîtrait pourtant que les professions qui exposent aux variations fréquentes et brusques de la température fournissent un contingent très grand aux névralgies du trijumeau. Les lésions matérielles des nerfs telles que : piqûres, sections, compressions et toutes les inflammations qui en résultent, peuvent devenir le point de départ d'une névralgie parfois très intense. Toutes les causes qui agissent d'une façon mécanique en comprimant, soit les centres nerveux, soit les nerfs eux-mêmes, peuvent donner naissance à des névralgies. Les anévrysmes ou les autres tumeurs rentrent dans cette catégorie. Mais ces néoplasmes peuvent déterminer, en plus des lésions mécaniques, une inflammation du nerf par propagation ainsi que cela se voit par exemple dans les abcès du sinus.

Le Professeur Tillaux (1) a cité le cas d'un malade atteint de névralgie du sous-orbitaire consécutive à un abcès du sinus maxillaire pour laquelle il dut faire une résection de ce nerf.

Nous ne faisons que mentionner les névralgies dans le cours de l'anémie et de la chlorose car elles ne sont pas justiciables d'un traitement chirurgical. Ce sont là, dit Axenfeld dans son *Traité des névroses*, des névralgies dyscrasiques, toxiques ou diathésiques. La syphilis peut déterminer une névralgie faciale très intense soit à la période secondaire soit à la période tertiaire ainsi que Zambaco en a cité des exemples (2),

En 1870, Gross de Philadelphie a décrit une forme spéciale de névralgie qu il appelle névralgie maxillaire. Voici d'après cet auteur les principaux caractères :

« Elle siège au niveau des alvéoles privées de dents et dans la gencive qui les recouvre ; on la rencontre chez les individus âgés. Les parties osseusses sont les plus affectées. La douleur est paroxystique, elle est provoquée par une cause insignifiante. Il y a parfois des spasmes dans les muscles de la face. »

Cette affection serait causée par la compression des minces filets nerveux qui traversent les alvéoles, par le dépôt de matière osseuse dans les canalicules.

Le professeur Duplay, dans un mémoire qu'il a publié à propos d'un malade atteint d'une névralgie du maxillaire et opéré par lui à l'hôpital Lariboisière, explique cette affection par la production de petits névrômes douloureux au niveau des

(1) *Lamothe*, Thèse 1892.

(2) Affections nerveuses syphilitiques, 1862.

branches alvéolaires du nerf dentaire, comme cela se voit après les amputations.

Certains auteurs anglais ont prétendu que le calibre des trous de la base du crâne se rétrécissait sous l'influence de l'âge et qu'il pouvait y avoir à ce niveau une compression du nerf. Lamotte a examiné un certain nombre de crânes de gens âgés, au musée de Clamart, et il a toujours trouvé ces trous soit agrandis, soit normaux, surtout le trou mentonnier qui d'après cet auteur se montre toujours agrandi chez les sujets âgés qui n'ont plus de dents et dont l'arcade alvéolaire s'est résorbée.

Les lésions dentaires jouent un grand rôle dans l'étiologie des névralgies faciales et surtout dans celle de cette forme particulière qu'on dénomme : Tic douloureux, névralgie spasmodique. Ces lésions sont tantôt une arthrite localisée à une alvéole, tantôt un abcès alvéolaire ou une ostéite locale, ou bien encore une nécrose partielle.

Il n'est pas très rare de pouvoir incriminer quelquefois un des accidents très communs de l'évolution de la dent de sagesse d'avoir causé une névralgie spasmodique. Jarre a remarqué que toutes ces lésions infectieuses aboutissaient à la formation d'un tissu cicatriciel, et qu'à ce niveau même était localisée la lésion nerveuse initiale. Jarre rapproche cette lésion de celle qu'on trouve chez les amputés, à savoir : Les tissus cicatriciels du moignon englobant dans leur épaisseur les névrômes des terminaisons nerveuses. De là à appliquer au tic douloureux de la face le même traitement qu'à la névralgie des amputés il n'y avait qu'un pas, et le docteur Jarre a basé son nouveau procedé opératoire sur cette similitude.

Il nous semble donc que l'étiologie de la névralgie faciale demande à être élucidée d'une façon plus complète ; il en est de même d'ailleurs du siège exact de la production de la névralgie.

Les auteurs sont nettement divisés sur ce rapport ; pour les uns, comme Vulpian, par exemple, elle est centrale ; pour les autres, au contraire, comme Nicaise, elle est périphérique, ayant pour siège quelques-unes des fibres sensitives dans une étendue plus ou moins grande.

Jarre admet que la névralgie trifaciale est toujours d'origine périphérique, ayant son point de départ au niveau d'une lésion dentaire quelconque et que par conséquent les sections nerveuses le long du trajet nerveux n'amènent pas une guérison durable, car la lésion étant périphérique, les douleurs s'irrapient par les anastomoses nerveuses collatérales.

---

# ANATOMIE

Ainsi que nous l'avons dit précédemment, nous nous proposons, après une revue rapide des différents procédés opératoires employés pour la cure de la névralgie du trijumeau, de décrire par les détails certains procédés qui nous paraissent être les plus employés aujourd'hui, à savoir : la résection du ganglion de Meckel, la résection du bord alvéolaire et l'ablation du ganglion de Gasser. Aussi dans l'exposé anatomique qui va suivre nous efforcerons-nous de mettre en relief la topographie de ces ganglions et de montrer les rapports anatomiques qu'ils affectent avec les organes importants de la région.

Le trijumeau, le plus volumineux des nerfs crâniens, est un nerf présentant des fibres sensitives (grosse racine) et des fibres motrices et secrétoires (petite racine).

**Trajet.** — En sortant de la protubérance, la grosse racine se dirige en haut, en avant et en dehors vers la partie interne du rocher qui lui offre à ce niveau une gouttière convertie en canal par un dédoublement de la dure-mère. Les fibres de cette racine qui affectaient d'abord la forme d'un cordon, d'un faisceau ensuite, se dissocient de plus en plus, s'écartent les unes des autres tout en s'envoyant des anastomoses entre elles et aboutissent finalement au bord supérieur d'un ganglion volumineux qui est : le ganglion, de Gasser. La petite racine elle aussi se rend à ce ganglion mais s'en dégage presque aussitôt pour se joindre au nerf maxillaire inférieur, branche qui émane aussi du ganglion de Gasser.

Voyons maintenant quels sont les rapports exacts de ce ganglion.

Il est logé dans une fossette spéciale située sur la partie interne de la face antérieure du rocher. La dure-mère est tellement adhérente à sa face antéro-externe, que pour l'en séparer une dissection même très fine, n'empêche pas de la lacérer. Cette dissection devient tout à fait impossible dans le cas où la dure-mère est épaissie et résistante par suite d'une inflammation chronique. Il n'en est pas de même pour sa face postéro-interne qui est unie à la dure-mère par du tissu conjonctif très lâche. La dure-mère forme donc au ganglion une loge qui l'emprisonne de toutes parts. Du bord inférieur de ce ganglion partent les trois branches terminales du trijumeau ; le moteur oculaire externe longe le bord externe de ce ganglion.

L'extrémité interne de ce ganglion affecte des rapports très importants; elle répond, en effet, à la paroi externe du sinus caverneux qui le sépare de la carotide interne. Voici donc un vaisseau fort important qu'il serait bon d'éviter ; il nous semble cependant que quelquefois, malgré toutes les précautions prises on n'arrive pas à l'épargner.

Nous avons sous les yeux une observation où le sinus caverneux a été atteint, une hémorrhagie assez forte s'ensuivit et l'opération fut renvoyée au lendemain après un tamponnement à la gaze iodoformée.

Du ganglion de Gasser, s'échappent trois branches terminales :

La première branche est le nerf ophtalmique, qui pénètre dans l'orbite à travers la fente sphenoïdale et auquel est annexé le ganglion ophtalmique.

La deuxième est le nerf maxillaire supérieur, qui sort du

crâne par le trou grand rond et auquel est annexé le ganglion sphéno-palatin ou ganglion de Meckel.

*Ganglion de Meckel.* — Découvert en 1749 par J.-F. Meckel, le ganglion sphéno-palatin a été décrit depuis cette époque par un grand nombre d'anatomistes. Longet a très bien étudié ce ganglion dans son « Traité sur l'Anatomie et la Physiologie du système nerveux » publié en 1842.

Cet auteur a établi que, de même que l'ophthalmique, ce ganglion reçoit trois racines : l'une sensitive, l'autre motrice, la troisième sympathique.

Ce ganglion a une coloration gris cendré ou rougeâtre, sa forme en général est triangulaire et son volume varie des dimensions d'une lentille à celles d'un petit pois. Il est situé dans la fosse ptérygo-maxillaire immédiatement au-dessous du trou sphéno-palatin, au-devant du trou vidien, au-dessus des nerfs palatins postérieurs. Il est séparé du nerf maxillaire supérieur par un intervalle de quelques millimètres. La fosse ptérygo-maxillaire est remplie de vaisseaux, veines et artères, et le nerf maxillaire supérieur est situé au-dessus de l'artère maxillaire.

Le ganglion est entouré d'une gangue de tissu fibreux et d'une atmosphère graisseuse qui l'enveloppe complètement. Une dissection même très fine ne permet pas de voir ce ganglion même sur le cadavre, aussi pour le réséquer point n'est besoin de le voir, mais on doit le charger lentement ainsi que le tissu graisseux qui l'entoure.

Mous trouvons, dans une thèse soutenue par M. Juvara, à Paris, le 14 mars 1895 (anatomie de la région ptérygo-maxillaire), une description très claire du nerf maxillaire supérieur et du ganglion de Meckel ; nous ne saurions mieux faire que de le citer textuellement :

« Le nerf maxillaire supérieur représente la seconde branche du ganglion de Gasser ou la branche moyenne : il naît du bord inférieur de ce ganglion.

« Dans sa portion intra-crânienne, ce nerf se dirige en avant et suit, sur une longueur de plusieurs millimètres, dans un dédoublement de la dure-mère, la gouttière qui précède l'orifice endo-crânien du conduit grand-rond et qui réunit ce conduit au pôle antérieur du trou ovale.

« Dans sa deuxième portion ou intra-osseuse, il suit, en se dirigeant un peu en bas, le conduit grand-rond sur une longueur de 5 à 6 millimètres.

« Dans sa troisième portion ou ptérygo-maxillaire, il traverse, en se dirigeant un peu en dehors, la partie supérieure de l'arrière-fond.

« Dans sa quatrième portion ou portion sous-orbitaire, il suit d'abord la gouttière sous-orbitaire transformée en canal par une lame fibreuse qui s'insère aux deux bords de la gouttière ; puis il sort de ce canal par son orifice antérieur et s'épanouit en de nombreux filets sous-orbitaires.

« La troisième portion seule appartient à la région ptérygo-maxillaire.

« Cette troisième portion, sortie du crâne par le trou grand-rond, se dirige en avant et un peu en dehors, traverse la partie supérieure de l'arrière-fond et aborde l'extrémité postérieure de la gouttière sous-orbitaire ; elle s'engage dans cette gouttière sous un mince pont fibreux. A ce niveau, elle contourne légèrement la lèvre interne plus saillante et recourbée en crochet de la gouttière sous-orbitaire ; là, le nerf décrit un arc à concavité interne.

« Dans ce trajet, le nerf maxillaire supérieur est logé dans la partie la plus étroite de la fente sphéno-maxillaire qui prend à ce niveau la forme d'une galerie osseuse. La paroi externe de cette galerie est formée en dehors par une facette lisse, quelquefois légèrement creusée en gouttière, découpée en biseau aux dépens de la face orbitaire du sphénoïde. La paroi interne est formée par la partie supérieure de la tubérosité maxillaire, creusée d'une gouttière qui se continue sous le crochet avec la gouttière sous-orbitaire.

« En haut, cette galerie est ouverte dans l'orbite au niveau de l'angle inféro-externe de celle-ci ; en bas, elle s'ouvre dans l'arrière-fond. Quelquefois l'ouverture inférieure de la galerie du sous-orbitaire est très étroite et le nerf est très difficilement accessible.

« La face antérieure du tubercule du sphénoïde, suivant son développement plus ou moins grand, élargit plus on moins la paroi externe de la susdite galerie : alors la recherche du nerf devient encore plus difficile ; en effet, il se trouve placé haut au-dessus du tubercule du sphénoïde qui rétrécit la fente ptérygo-maxillaire par laquelle il faut chercher ce nerf.

« Le ganglion sphéno-palatin a la forme d'une petite masse blanchâtre, pléxiforme et triangulaire, située dans l'arrière-fond derrière la tubérosité maxillaire, au-dessous et un peu en dedans du nerf maxillaire supérieur.

Ce ganglion est attaché au nerf par de petites racines, quelquefois par un véritable plexus.

Le nerf vidien se réunit à la partie postérieure de la petite masse plexiforme qui représente le ganglion sphéno paladin.

Le nerf palatin postérieur et ses accessoires se détachent de la partie inférieure du ganglion et, suivant la tubérosité maxillaire, ils enfilent le conduit palatin postérieur et son ou ses accessoires.

Au niveau du trou nasal, le nerf palatin fournit quelquefois le filet du cornet nasal moyen. L'artère palatine suit le côté externe du nerf palatin. Le nerf sphéno-palatin se détache du côté interne du ganglion, suit la tubérosité maxillaire et s'enfonce par le trou sphéno-palatin sous la muqueuse nasale.

Le nerf ptérygo-palatin ou pharyngé supérieur pénètre par l'infundibulum dans le canal ptérygo-palatin.

Le filet orbitaire se détache du nerf maxillaire supérieur un peu en avant de sa sortie du conduit grand rond ; il suit la face externe du tronc et pénètre sous le sphénoïde dans l'orbite.

L'artère maxillaire interne, après avoir décrit au niveau de la fosse ptérygo-maxillaire une ou plusieurs flexuosités, pénètre dans l'arrière-fond en suivant la tubérosité maxillaire, elle passe immédiatement au-dessous du nerf sous-orbitaire, devant le ganglion sphéno-palatin et les nerfs palatins, dans un angle droit ouvert en bas. Ce rapport entre le nerf et son ganglion d'une part, l'artère de l'autre, est très étroit.

L'artère sous-orbitaire, après avoir décrit des flexuosités, s'engage sur le côte externe du nerf dans la gouttière sous-orbitaire. Les nerfs dentaires postérieurs, au nombre de deux ou trois, se détachent du côté externe et inférieur du maxillaire supérieur dans sa galerie osseuse. Ils descendent en bas et en avant, passent en dedans, quelquefois en dehors, de la crosse de la maxillaire interne sur laquelle ils sont coudés et pénètrent par les orifices dentaires postérieurs dans l'épaisseur de l'os.

Toutefois des tractus fibreux, se continuant sur l'aponévrose bucco-pharyngienne, appliquent ces filets et la maxillaire interne à la tubérosité maxillaire. »

*La troisième branche* est le nerf maxillaire inférieur. Ce nerf, qui est fort court, s'épanouit, en un bouquet de sept branches nerveuses, à quelques millimètres seulement au-dessous du trou ovale.

# PROCÉDÉS OPÉRATOIRES

Pour combattre les névralgies, qui étaient connues de tout temps, les anciens employèrent les caustiques qui tout en détruisant les nerfs produisaient des cicatrices et une difformité plus grande que la section.

André de Versailles décrivit le premier la névralgie de la face en 1756. Son ouvrage est intitulé : *Observations sur la maladie de l'uréthre et sur plusieurs faits convulsifs*. Cet auteur proposait de détruire par les caustiques le nerf malade après avoir fait une incision à la peau ; mais il fallait pour que l'opération réussît que la plaie suppurât pendant un laps de temps assez long, puis couvrir la cicatrice par un procédé quelconque et encore ne manquait-elle jamais d'être visible.

Jobert de Lamballe préconise un traitement mixte qui consiste à sectionner le nerf au bistouri et à cautériser les deux bouts mis à nus.

En 1793, Albernetty, en Angleterre avait déjà réséqué une partie du nerf.

La section des nerfs de la face était en honneur auprès de l'Ecole française en 1830 ; Bérard, Velpeau la pratiquaient couramment.

Valleix cite trois exemples de névralgie datant de plusieurs années et traitées par la névrotomie avec succès.

Plus tard, vers 1850, paraissent les travaux de l'Ecole de Strasbourg.

Michel de Nancy resèque différentes branches du trijumeau par un procédé spécial.

Voisard soutient devant la Faculté de Strasbourg une thèse sur la section des nerfs dentaires inférieur et supérieur.

En 1869. Arloing et Tripier publient leurs recherches sur les resections nerveuses.

En 1873, Letiévant publie un traité sur les sections nerveuses.

Bilroth, le premier, employa l'élongation du nerf comme traitement de la névralgie faciale.

Plus tard, M. Chauvel la pratiqua plusieurs fois en pensant qu'elle était appelée à un grand succès.

L'élongation est un procédé qui ne jouit plus aujourd'hui d'un grand crédit. C'est un procédé aveugle, dangereux même et ne donnant aucun bon résultat. (Nous disons dangereux, car il peut produire des lésions encéphaliques.

Cependant l'élongation du facial aurait été faite par Hinsdale avec succès.

Le professeur Le Dentu (1) a pratiqué chez une femme l'élongation du nerf lingual; cette opération a fait disparaître pendant trois mois les douleurs irradiées dans les branches nerveuses autres que le nerf lingual, et qui étaient vraisemblablement des douleurs reflexes. La douleur linguale, elle, a complètement disparu.

Ce procédé, d'ailleurs, n'est plus guère employé aujourd'hui.

La névrectomie et l'extirpation ganglionnaire sont les procédés les plus en faveur,

(1) Semaine Médicale, juillet 1895, p. 285.

Les névrectomies furent pratiquées sur les différentes branches du trijumeau.

La sphère inervée par la première branche du trijumeau n'est pas souvent atteinte dans la névralgie faciale.

Les sections nerveuses ont porté seulement sur les branches et sur le nerf nasal.

Les procédés opératoires employés pour la résection de ces rameaux nerveux n'offrent aucune difficulté.

Les opérations faites sur le nerf maxillaire supérieur, immédiatement après la sortie du trou sous-orbitaire, n'ont pas donné de résultats très brillants, car il est impossible d'atteindre toutes les branches nerveuses qui constituent le bouquet terminal de la 2me branche.

Tous ces procédés ne parurent pas suffisants aux chirurgiens qui se proposèrent de remonter plus loin et surtout plus haut dans la sphère du trijumeau.

Les opérations portèrent donc sur la deuxième branche du nerf au niveau de la base du crâne et sur le ganglion de Meckel. Les procédés employés à cet effet peuvent se diviser : en procédés orbitaires, par lesquels on atteint la deuxième branche dans le canal sous-orbitaire, par l'orbite ; en procédés sinusaux qui consistent à traverser le sinus maxillaire, et enfin en procédés rétro-maxillaires qui permettent d'atteindre cette branche dans la région rétro-maxillaire.

*Procédés orbitaires.* — Letiévant, en 1873, décrivit un manuel opératoire qui nous semble avoir servi de type aux chirurgiens qui abordèrent le maxillaire supérieur par la voie orbitaire.

Voilà la description qu'en donne Letiévant lui-même :

1er *Temps.* Le malade étant anesthésié et assis, le chirurgien pratique une incision au niveau du bord antérieur du plancher de l'orbite, sur la limite et dans la direction du bord adhérent de la paupière inférieure. Cette incision, à concavité supérieure et longue de 25 millimètres, commence à 15 millimètres de l'angle interne de la paupière et de la racine du nez, afin d'éviter la veine angulaire ; elle se prolonge dans la région externe de la paupière inférieure. Le premier coup de bistouri doit aller d'emblée jusqu'à l'os et intéresser, par conséquent, le périoste qui recouvre le plancher orbitaire. La cuiller, glissée entre ce périoste et la surface osseuse, dénudée, reçoit, dans la concavité tournée en haut, toutes les parties molles orbitaires ; le globe oculaire peut être ainsi maintenu et soulevé sans subir une pression exagérée, pendant que la surface convexe de la cuiller métallique disperse d'abondants rayons de lumière sur le plancher orbitaire. Cette manœuvre met à découvert, sur ce plancher, une ligne grisâtre, oblique d'arrière en avant et de dehors en dedans, plus rapprochée du côté externe que du côté interne du plancher. C'est la paroi supérieure du canal sous-orbitaire. Une lamelle osseuse recouvre le canal dans sa partie moyenne ; en avant, la lame osseuse s'épaissit notablement ; en arrière, dans le tiers postérieur, le canal n'e t plus fermé que par une lame fibreuse.

2e *Temps.* Le bistouri détruit facilement cette couche fibreuse en arrière ; au milieu, la lamelle osseuse cède encore au bistouri, mais, dans la manœuvre, la pointe de cet instrument après avoir pénétré la lamelle osseuse brusquement, pourrait enfoncer trop profondément. Il est mieux de border cette lamelle avec une petite gouge ou avec le bec d'une sonde cannelée, sur le bout opposé de laquelle on frappe à petits coups. La lamelle se brise en fragments multiples, que l'on extrait à l'aide de pince à mors plats.

3e *Temps.* Quand on a pratiqué ainsi une ouverture suffisante pour admettre le crochet, celui-ci est introduit en profil sur un côté de la plaie et jusqu'à son fond. On ne doit pas appuyer trop fortement, car, s'il se brisait, il ouvrirait le sinus maxillaire. Le crochet est ensuite retourné de telle sorte que son bec s'engage au-dessous du nerf sous-orbitaire. Le nerf est alors chargé, et on peut le soulever. Quelquefois, l'artère n'est pas prise dans cette manœuvre, elle est chargée avec le nerf, il est facile de la dégager.

4e *Temps.* La section du nerf peut alors s'opérer d'un coup de ciseaux. Cette section doit toujours être faite le plus loin possible en arrière du crochet afin de ne point laisser intact le nerf dentaire moyen, s'il existe. Le bout phériphérique reste encore assez long pour être saisi par les pinces et réséqué.

Parmi les incidents qui peuvent gêner considérablement le chirurgien et rendre l'opération laborieuse, il faut signaler la déchirure de l'artère sous-orbitaire. Dans la manœuvre d'introduction du crochet pour soulever le nerf, si le crochet est trop pointu et non destiné à cet usage, l'artère peut être atteinte, une hémorrhagie en résulter, ce qui empêche de voir exactement le nerf ; cette hémorrhagie est sans peine arrêtée par une compression légère. Une autre complication possible est la perforation de la paroi inférieure du canal et la mise en communication du sinus maxillaire avec la plaie. Il peut se faire enfin que le crochet dilacère le nerf et ne le charge qu'en plusieurs fois, que par filaments. Pour s'assurer, en pareil cas, de la section complète, on devra mettre à découvert le trou sous-orbitaire, saisir avec des pinces, en bloc, les filets sous-obitaires, tirer avec force et arracher la portion du bout périphérique encore contenue dans le canal sous-orbitaire. Si quelques fibres ont échappé à la section, cet arrachement les brise nécessairement.

MM. Nicaise et Terillon, en 1881, Horsley en 1891, Lamotte en 1892, et d'autres chirurgiens plus tard modifièrent ce procédé en y ajoutant quelques détails opératoires sans une très grande importance.

*Procédés sinusaux.* — La voie du sinus maxillaire fut suivie en 1856 par Carnochan. Voici ce procédé :

« Il faut tailler un lambeau cutané triangulaire dont la base correspond au bord inférieur de l'orbite et le sommet au pli nasolabial. Ce premier lambeau est renversé de has en haut et la lèvre est fendue vers le milieu de sa longueur dans la direction de la pointe du lambeau. L'os maxillaire supérieur est ainsi mis à nu. On recherche les filets du nerf sous-orbitaire, on les suit jusqu'à l'émergence du tronc, une couronne de trépan entoure le nerf et enlève la portion d'os qui l'environne ; on fait sauter avec la pince de Lüer et un petit ciseau le pourtour du trou sous-orbitaire et la portion dure du canal de ce nom. En ouvrant largement le sinus maxillaire, ce qui permet d'arriver au plancher de l'orbite que l'on traverse avec précaution, on parvient ainsi à la paroi postérieure du sinus maxillaire que l'on brise à l'aide d'un ciseau. Les parcelles ou fragments osseux sont extraits. Le trou du nerf est isolé des tissus renfermés dans la fosse sphéno-maxillaire et la dissection conduit au ganglion de Meckel dont on divise les branches et avec des ciseaux courbes on divise le tronc nerveux lui-même à sa sortie du trou grand-rond, puis on excise sur plusieurs centimètres de longueur. »

Ce procédé ne peut pas supporter la comparaison avec le procédé de Lossen-Braun modifié par Segond. En effet, dans le premier cas, il s'agit d'une opération pour ainsi dire aveugle et dans laquelle on risque fort de couper la maxillaire interne et les branches qu'elle donne dans la fosse ptérygo-maxillaire, ayant comme seule ressource le tamponnement ou la torsion des artères, ce qui n'est pas une petite affaire dans une région où on ne voit pas asolument clair. Dans le second cas, au contraire, l'intervention est plus simple, le pronostic ne présente aucune gravité et dans les observations que nous avons sous les yeux, il n'est nullement question de forte hémorrhagie.

Chavasse, Tréves et autres chirurgiens apportèrent quelques modifications sans grande importance. Daniel Mollière « pour respecter l'esthétique de ses malades », eut l'idée de chercher le ganglion de Meckel par la bouche à travers le tissu. Voici son procédé : « Je soulève la lèvre supérieure et j'arrive en décollant le tissu du sillon labio-gingival, jusque sur le nerf sous-orbitaire ; alors j'ouvre le sinus par sa paroi antérieure, de façon à y introduire le doigt; avec une toute petite gouge, je détruis la paroi inférieure du canal sous-orbitaire et j'arrive sur le ganglion de Meckel que j'arrache avec un petit crochet; en même temps j'excise le nerf sous-orbitaire. »

Il s'agit là d'une manœuvre qui n'offre pas grande chance de réussite ; voici d'ailleurs les justes réflexions qu'elle a suggérées à M. Segond : « Que Daniel Mollière ait eu l'habileté et la chance d'extirper le ganglion de Meckel par le procédé qu'il préconise, je n'ai garde de le contester. Mais je n'en reste pas moins convaincu, qu'en adoptant la pratique de notre collègue, on s'exposerait à respecter non seulement l'esthétique de ses malades, mais aussi leur ganglion. Il suffit de s'exercer sur le cadavre pour s'en convaincre. Quant à moi, je me déclare incapable de réussir à tout coup cet arrachement du ganglion avec un petit crochet, et j'estime qu'une manœuvre de cet ordre ne sera jamais qu'un tour d'adresse plus qu'aléatoire.

*Procédé rétro-maxillaire.* — Lücke, en 1874, donne une bonne description pour arriver au ganglion de Meckel par la voie rétro-maxillaire, Lossen et Braun modifièrent le procédé de Lücke et finalement M. Segond a réglé le temps de cette opération de la façon suivante :

L'opération comprend cinq temps :

1° *L'incision des téguments ;*

2° *La résection temporaire de l'arc zygomato-malaire ;*

3° *La mise à nu de la fente ptérygo-maxillaire par écartement du muscle temporal ;*

4° *La recherche et la résection du nerf avec ablation concomitante du ganglion sphéro-palatin, puis arrachement du nerf sous-orbitaire ;*

5° *La remise en place des parties, ses sutures et le pansement.*

I. **Incision des téguments.** — Pour inciser en bonne place, il faut d'abord, par l'exploration méthodique de la région, déterminer les trois points de repère suivants : 1° le bord supérieur de l'extrémité postérieure de l'apophyse zygomatique ; 2° le point de jonction de la portion verticale et de la portion horizontale du rebord osseux qui limite la fosse temporale en bas et en avant et qui est successivement constitué par l'apophyse zygomatique, l'os malaire et l'apophyse orbitaire externe ; 3° le point d'intersection du bord inférieur de l'osmalaire et du bord antérieur du masséter. Ces trois points doivent être réunis par une incision anguleuse dont la branche horizontale longe le bord supérieur de l'arc zygomato-malaire et dont la branche descendante, un peu oblique en bas et en avant, traverse la face externe de l'os malaire. Il convient d'inciser d'un seul trait en commençant par la branche horizontale ou la branche verticale, suivant qu'on opère à droite ou à gauche. De la sorte, il est aisé d'émousser l'angle formé par les deux branches de l'incision et la cicatrice ultérieure en est d'autant plus parfaite.

Après avoir tracé l'ensemble de l'incision, il faut diviser l'aponévrose épicrânienne au ras de l'os et sectionner à fond le périoste du malaire au point où passera tout à l'heure le trait de scie. Cela fait, le rôle du bistouri est terminé, et son usage doit être absolument proscrit dans les autres temps de l'opération.

II. **Résection de l'arc zygomato-malaire.** — L'hémostase étant bien assurée, on passe l'aiguille de Cooper de haut en bas derrière l'os malaire, en faisant sortir sa pointe au-devant du masséter. L'os est ensuite scié avec la scie à chaîne, puis fracturé par renversement brusque, au niveau du col de l'apophyse zygomatique. On obtient ainsi un lambeau angulaire ostéo-musculo-cutané qui est renversé en bas et en arrière. Ce temps opératoire doit être éxécuté avec attention et suivant des règles très précises, si l'on veut d'une part opérer à l'aise et d'autre part assurer la bonne consolidation ultérieure de l'arc osseux temporairement réséqué. Pour obtenir ce double résultat, il est indispensable que le trait de scie soit aussi antérieur que possible et traverse très obliquement l'épaisseur de l'os. En effet, la saillie de l'os malaire est toujours ce qui gêne le plus l'accès de la fente ptérygo-maxillaire, et partant il est nécessaire de diminuer cette saillie en rendant la section osseuse aussi antérieure que possible. Quand à l'obliquité de la section, il est clair qu'elle est très favorable à la bonne coaptation des deux fragments osseux. On ne manquera donc pas de faire mouvoir la scie à chaîne dans un plan antéro-postérieur et de la placer de telle sorte qu'elle morde franchement la portion verticale du rebord temporal de l'os malaire, en empiétant au besoin sur le bord externe de l'apophyse orbitaire.

III. **Ecartement du muscle temporal et découverte de la fente ptérygo-maxillaire.** — Ce temps opératoire doit être exécuté uniquement à l'aide des doigts et d'une sonde cannelée. Celle-ci va d'abord déloger le bord antérieur du muscle temporal derrière le rebord osseux orbito-malaire. Puis, l'index étant plongé dans la région, on achève de décoller le muscle, et, peu à peu, on arrive à découvrir très nettement la fente ptérygo-maxillaire et le tissu graisseux qui en voile la rainure. Ce temps opératoire offre des difficultés sérieuses si on a sectionné l'os malaire trop en arrière; mais lorsqu'on a scié en bonne place, rien n'est plus simple que de récliner le muscle temporal. J'ajoute que, si on a soin que de n'employer la sonde cannelée et la pulpe des doigts comme agents de décollement, on n'est jamais gêné par le sang. En quelques instants, avec un peu de patience et grâce à la compression par les éponges, on obtient une cavité complètement étanche.

Pour retenir le muscle en arrière, et bien découvrir la fente ptérygo-maxillaire, il faut employer deux écarteurs de Farabeuf. L'un d'eux soutient le muscle en haut, l'autre, en bas et en arrière. Ce dernier écarteur porte à la fois sur le tendon du muscle temporal et sur l'apophyse coronoïde qu'il pourrait abaisser un peu, si cette saillie osseuse venait à gêner, et ce n'est point très rare. C'est là, du reste, une nouvelle raison de toujours bien placer le trait de section de l'os malaire. Je ne crains pas d'insister encore sur ce précepte. L'os malaire et l'apophyse coronoïde sont, en effet, les deux promontoires qui défendent l'accès de la fente ptérygo-maxillaire et gênent le passage, à la manière de deux battants d'une porte trop étroite. Aussi bien, ne doit-on rien négliger pour faire cette porte aussi large que possible. (La situation que je viens d'assigner à l'écarteur inférieur n'est pas exactement représentée sur la figure de Farabeuf. Celle-ci y gagne en clarté, car, placé plus bas, l'écarteur aurait voilé le lambeau ostéo-musculaire dont nous tenions à bien montrer l'ensemble. Mais en pratique, il est indispensable de procéder comme je l'ai conseillé.)

IV. **Recherche et résection du nerf.** — Nous voici au temps le plus délicat de l'intervention. La fosse ptérygo-maxillaire étant bien découverte, Chalot écrit qu'il faut la disséquer avec une sonde cannelée, reconnaître le nerf et le charger sur un crochet mousse. A nos yeux, cette manière de faire n'est point la bonne. En effet, le foyer opératoire est, sans doute, étanché et le regard y pénètre aisément; mais, par contre, on agit au fond d'une cavité singulièrement profonde, la rainure de la fente ptérygo-maxillaire est voilée par du tissu graisseux, le nerf qui la traverse à sa partie la plus élevée est très loin situé, tant et si bien que dans la grande majorité des cas, il est impossible de rien voir. J'insiste beaucoup sur ce fait et je m'étonne de ne pas l'avoir vu relever par les chirurgiens qui ont décrit l'opération. Donc, le nerf et le ganglion sont invisibles, voilà la règle, et c'est au fin fond de leur étroite cachette qu'il faut aller les déloger. Rien n'est plus simple heureusement, mais encore une fois, c'est à la condition de ne pas chercher à voir le nerf avant de le charger.

Voici comment il faut procéder : prenant un crochet à strabisme dont le bec est tourné en l'air, on le porte sur la berge antérieure de la fente ptérygo-maxillaire, puis le faisant glisser sur la voussure postérieure du sinus maxillaire on le pousse à fond jusqu'aux limites les plus profondes de la fente osseuse. Cela fait, et le crochet étant bien maintenu à son maximum de pénétration, on le fait remonter jusqu'à sa partie supérieure de la fente ptérygo-maxillaire, en ayant soin, vers la fin de ce mouvement ascensionnel, d'incliner le crochet un peu en avant, comme si on voulait introduire son bec dans l'orbite par la fente sphéno-maxillaire. Le crochet est enfin ramené en dehors, le nerf est sûrement chargé et c'est alors seulement qu'on peut le voir. Si la prise du nerf paraît douteuse, il est un moyen fort simple de la vérifier. Il suffit de saisir le nerf sous-orbitaire à son point d'émergence et de lui imprimer des mouvements de traction. Ceux-ci se transmettent au crochet qui a chargé le nerf maxillaire dans la fente ptérygo-maxillaire et le moindre doute ne saurait subsister.

Pour réséquer le nerf dans la fente ptérygo-maxillaire, on le saisit avec une pince à mors étroits et longs que l'on tord ensuite sur elle-même de manière à enrouler, pour ainsi dire, le nerf au tour de l'instrument et à bien dégager son point d'émergence qu'il est alors facile de couper au ras du trou grand rond. On termine en sectionnant le nerf le plus en avant possible dans la fente sphéno-maxillaire et en arrachant la portion terminale du nerf par la petite incision horizontale déjà faite au devant du trou sous-orbitaire. La totalité du nerf sous-maxillaire située au-delà du trou grand rond se trouve ainsi supprimée. Quant au ganglion de Meckel, il est clair que son ablation suit fatalement celle du nerf au bord inférieur duquel il est cramponné. Par surcroît de précaution, on peut, du reste, terminer par une toilette complète de la fente ptérygo-maxillaire à l'aide d'une pince fine et par voie d'arrachement. L'espèce d'enroulement auquel j'ai recours pour bien dégager le nerf à sa sortie du trou grand rond est très analogue au procédé d'extraction des nerfs que Tierset a récemment préconisé et qu'il exécute avec une pince dont les deux branches (l'une concave et l'autre convexe) paraissent très semblables à celles d'une pince à friser.

Il est une disposition anatomique susceptible de compliquer beaucoup la recherche du nerf dans la fente ptérygo-maxillaire. Chez un certain nombre de sujets, et si j'en crois les recherches que j'ai entreprises avec Potherat, le fait est surtout fréquent chez les hommes, la partie supérieure de la fente est voilée par la crête osseuse qui limite en avant la surface d'insertion du muscle ptérygoïdien externe sur la face dite zygamato-temporale du sphénoïde.

Dans le cas où le développement exagéré de cette crête osseuse viendrait à gêner par trop la recherche et l'accrochement du nerf, il suffirait de la faire sauter d'un coup de gouge pour lever toute difficulté.

Je dois enfin signaler ici un accident capable, dit-on, de compliquer la résection du nerf maxillaire supérieur dans la fente ptérygo-maxillaire. Je veux parler de l'hémorrhagie par blessure des rameaux de la maxillaire interne.

Sur mes trois opérés, je n'ai rien observé de semblable ; mais, dans trois cas rapportés par Czerny, l'écoulement sanguin n'a pu être maîtrisé que par le tamponnement.

Je crois qu'en procédant comme je l'ai dit, on évitera presque toujours cette complication qui me paraît, du reste, sans gravité. En supposant qu'il soit impossible de placer une ligature, et je le crois volontiers, on aura toujours la possibilité de recourir à la compression. La région s'y prête merveilleusement, et je m'étonne fort que Rehyer ait eu la pensée d'assurer l'hémostase par la ligature préalable de la carotide primitive. Son opéré a guéri et je l'en félicite ; mais ce serait vraiment faire trop d'honneur à la sphéno-maxillaire que de discuter un seul instant l'opportunité d'une semblable intervention.

*Sutures et pansement.* — La remise en bonne position des parties déplacées ou divisées pendant l'opération, les sutures et le pansement doivent être l'objet d'une sollicitude particulière, car, à tous points de vue, la nécessité d'une réunion par premièse intention s'impose. C'est, en effet, le seul moyen d'obtenir une cicatrice cutanée convenable, d'assurer l'intégrité des mouvements ultérieurs de la mâchoire et de se mettre dans les meilleures conditions pour éviter la formation d'un tissu cicatriciel fibreux susceptible d'occasionner une récidive par compression des extrémités nerveuses. J'ajouterai même que, dans ce cas particulier, on a tout avantage à perfectionner encore le pronostic opératoire en recherchant la réunion primitive sans drainage.

L'asepsie parfaite du foyer opératoire, la possibilité de réaliser une coaptation parfaite des parties divisées, et de les maintenir en bonne position par un pansement compressif, sont autant de raisons qui autorisent cette manière de faire et, comme je l'ai dit, j'en ai personnellement obtenu les meilleurs résultats.

Je pense donc qu'il faut procéder de la manière suivante : l'hémostase étant bien assurée, et tous les recoins du foyer opératoire soigneusement étanchés avec une éponge imprégnée de sublimé, le muscle temporal est étalé dans sa loge ; puis, après avoir relevé le fragment osseux fracturé, on le fixe en bonne position par un simple point de suture au catgut ne comprenant que les parties molles péri-osseuses, et placé vers le bord supérieur de l'arc osseux.

La réunion soignée des lèvres de l'incision cutanée au fil d'argent fin, et l'application d'un large pansement ouaté terminent l'opération. « Les dentelures de la fracture zygomatique et l'obliquité de la surface de section antérieure, sont, comme l'a dit Czerny, deux conditions qui favorisent beaucoup la consolidation osseuse en bonne position. Je crois donc inutile de faire une suture osseuse proprement dite, ou même de placer une rangée de sutures perdues, destinées à réparer la section de l'aponévrose. »

Ce manuel opératoire nous paraît fort simple. Il ne faut pas cependant perdre de vue que la région dans laquelle on opère n'est pas large, et qu'il faut autant que possible se donner du jour : la section de l'os malaire doit être faite très en avant si l'on veut opérer à l'aise.

Un autre temps de l'opération, assez délicat à exécuter, est la préhension du nerf sur le crochet ; il faut pour cela s'armer de patience et revenir à la charge à plusieurs reprises, en fouillant bien au milieu de cette graisse qui entoure et rend invisible le nerf et son ganglion ; on finit certainement par arriver au but qu'on voulait atteindre ; mais il ne faut pas chercher à voir, comme le dit fort bien M. Segond. Il faut charger le nerf à l'aveugle et le saisir en manœuvrant le crochet dans la profondeur.

Un accident que nous avons vu signaler dans plusieurs observations est la paralysie passagère de la paupière inférieure.

A quoi est-il dû, cet accident ?

Il est certainement dû à la section de quelques filets du facial, et cela au moment de la formation du lambeau ostéo-cutané.

Lannelongue de Bordeaux signale, dans une de ses observations, la persistance de l'œdème de la joue et une occlusion imparfaite de la paupière.

Il ne s'agit, en somme, là, que d'un accident passager, dont un traitement approprié aura vite raison.

L'hémorrhagie, ainsi que je l'ai déjà dit, n'est pas gênante et dans tous les cas une compression bien faite arrête l'écoulement sanguin en supposant qu'il soit impossible de placer une ligature.

M. Guinard a lu au 9e Congrès de Chirurgie français un très intéressant mémoire sur la question, et il rapporte l'observation de trois malades sur lesquels il a pratiqué la résection du nerf sous-orbitaire et du ganglion de Meckel pour une névralgie faciale rebelle de laquelle aucun traitement médical n'avait eu raison.

Deux de ces observations sont rapportées tout au long dans ce mémoire.

La troisième, M. Guinard l'a passée sous silence, car au moment de la communication il y avait à peine deux mois que l'opération avait été pratiquée. Cette raison ne subsistant plus aujourd'hui, nous sommes très heureux de pouvoir la publier in-extenso (Obs. IV.)

A propos de cette même observation, M. Guinard recommande de procéder à une dénudation complète du nerf, car dans le cas contraire, on risque fort de saisir en même temps que le filet nerveux des fibres musculaires insérées au maxillaire supérieur, ce qui arriva d'ailleurs pour ce dernier malade dont l'opération n'a pu se terminer que lorsque M. Guinard a libéré avec soin et complètement le sous-orbitaire. En partant de ce procédé, M. Guinard s'exprime dans les termes suivants : « Il n'est pas sans intérêt de publier des faits de ce genre qui montrent le bénéfice qu'on peut attendre de cette opération, alors qu'on serait tenté, en raison de la diffusion des accidents, de remonter plus haut sur le trajet du trijumeau et d'aller jusque dans la cavité crânienne pratiquer l'ablation du ganglion de Gasser. » Il conclut en disant que : toutes les fois qu'une névralgie faciale a débuté par la sphère du nerf sous-orbitaire, il faut pratiquer la résection de ce nerf et du ganglion de Meckel, et cela même, si les phénomènes douloureux ont atteint ultérieurement les autres branches du trijumeau.

Telle est, croyons-nous, la meilleure façon d'envisager la question : car même si le processus inflammatoire s'est étendu très haut dans la sphère du nerf, l'ablation du ganglion de

Meckel et du sous-orbitaire peut très bien faire rétrogresser la lésion. Les observations sont là d'ailleurs pour prouver la véracité du fait. Il serait, en effet, peu probable que dans des névralgies datant de vingt ans, la lésion ne se soit pas étendue au-delà de la sphère du sous-orbitaire. Si donc la guérison persiste, c'est que ces lésions, qui ont existé certainement, ont subi un temps d'arrêt et tendent même à guérir.

En 1893, M. Février (1) pouvait à peine compter 20 cas de résection du nerf maxillaire supérieur dans la fosse ptérygo-maxillaire ; en effet, il n'y avait que 4 cas de M. Segond, 2 de Chalot, 5 de Czerny, 4 de Madelung, 1 de Kocher et 4 de Tillmans ; depuis cette époque, les interventions de ce genre se sont multipliées, et le nombre de chirurgiens français et étrangers qui les pratiquèrent est devenu considérable. Latouche d'Autun, Lannelongue de Bordeaux, Duret de Lille, Guinard de Paris et autres chirurgiens ont publié des observations de ce genre, et les résultats qu'ils ont obtenus sont probants. Il paraîtrait donc évident que la résection du ganglion de Meckel et du sous-orbitaire, dans les cas de névralgie du maxillaire supérieur, est une opération très justifiée, et que même si la guérison n'a persisté que pendant un laps de temps plus ou moins long, l'accalmie qu'on aura procurée au malade n'est pas à dédaigner, surtout lorsqu'il s'agit d'une affection qui très souvent rend la vie insupportable.

(1) *Février*, Congrès français de Chir., 1893.

Observation I de M. Latouche (d'Autun) (1).

*Névralgie datant de six ans du nerf maxillaire supérieur droit. — Irradiations douloureuses vers le sus-orbitaire. — Résection du nerf maxillaire et du ganglion de Meckel dans la fente ptérygo-maxillaire par la voie temporale. — Cessation immédiate des douleurs.*

Joséphine Dupain, âgée de 26 ans, domestique, se présente à ma clinique le 1er février 1895, se plaignant de douleurs intolérables du côté droit de la figure. C'est une fille très vigoureuse et d'apparence robuste.

Elle ne peut fournir aucun détail sur ses parents qu'elle n'a pas connus. Elle a eu à 9 ans la fièvre palustre à type quarte. Soignée par le sulfate de quinine, elle n'a plus souffert depuis cette époque. Pas de syphilis ni d'alcoolisme. Menstruation irrégulière. Les névralgies ont débuté il y a six ans. A cette époque, les douleurs étaient sourdes et les crises étaient espacées, séparées parfois par des intervalles de calme durant quinze jours. Peu à peu les accès se sont rapprochés, sont venus tous les trois ou quatre jours, enfin plusieurs fois par jour. Actuellement, la malade a de deux à quatre crises par jour. Ce sont des élancements atroces dans toute la moitié droite de la face, et, pendant 5 à 6 minutes, la malade pousse des cris à faire croire qu'elle est folle. La crise ne prend pas subitement ; elle est annoncée par une sensation de constriction dans la face ; elle cesse au contraire brusquement, et la malade, dans les intervalles, pourrait se croire guérie. Le maximum de la douleur siège dans la région sous-orbitaire et préauriculaire, et pendant la crise, le globe oculaire rouge, injecté, pleure abondamment. Il est assez difficile de dire qu'elle est la cause occasionnelle de l'accès ; la mastication ne paraît pas exercer grande influence ; le début est brusque et irrégulier. La douleur survient sans cause appréciable, aussi bien la nuit que le jour. Le sommeil se perd, l'appétit est nul et la malade passe sa vie à souffrir ou à craindre de souffrir.

(1) Archives Provinciales de Chirurgie. Juillet 1895.

Au moment de l'accès, la malade, assise sur son lit, porte la main au côté droit de son visage qu'elle tamponne violemment ; la paupière bat, les muscles faciaux sont secoués par des contractions plus ou moins violentes. La douleur comparable à des déchirements, à des torsions violentes des chairs, occupe toute la moité droite de la face et s'irradie même vers le cou ; mais les points principaux, comme intensité douloureuse, paraissent être le trajet du sous-orbitaire, du sus-orbitaire, du filet malaire, des temporaux et des dentaires. Là, la douleur est horrible, et, en dehors des accès, la plus légère pression éveille en ces endroits des lancées très douloureuses.

Contrairement à ce qui est signalé dans plusieurs observations, il n'y a pas d'anesthésie au contact de cette moitié de la face. Le goût, la vision, l'ouïe sont en bon état.

Les urines ne contiennent ni sucre, ni albumine. Les organes splanchniques, cœur, foie, poumons, sont sains.

Enfin, la malade n'est ni nerveuse ni lymphatique.

Le bromure, la morphine, le chloral paraissent exercer peu d'action, et au moment des accès, rien ne procure de soulagement. Des piqûres avec deux ou trois centigrammes de morphine restent sans effet notable. La sulfate de quinine, administré à haute dose, n'amène aucune amélioration.

Dans ces conditions, la malade réclame une intervention qui est tentée le 6 février 1895.

*Opération.* — Chloroforme par le docteur Valat. Assistance des docteurs Gillot et Chavier (d'Autun), et Courtois de Saulieu. Toilette de la région au savon et eau sublimée. Incision sur le bord supérieur de l'arcade zygomatique depuis l'angle externe de l'orbite, descendant sur le malaire jusqu'au masséter et allant en arrière à 1 centim. 1/2 en avant du lobule de l'oreille. L'incision portée un peu trop en arrière sectionne la temporale qui est tordue. Hémorrhagie insignifiante. Dénudation au détache-tendon du bord supérieur de l'arcade zygomatique et de la face externe du malaire. Je passe de haut en bas une aiguille mousse courbe sous le malaire ; avec un fil, j'attire la scie à la chaîne et je sectionne le malaire le plus possible en avant, obliquement de dehors en dedans. Relevant alors brusquement l'os, je le brise en arrière par renversement. De la sorte, il se forme un lambeau oste-fibreux-cutané postéro-inférieur. Il est maintenu en bas par un crochet.

Avec la sonde cannelée, je dissocie la graisse très abondante et le temporal apparaît. Je libère de mon mieux avec la sonde et le fais récliner en bas avec un écarteur de Farabeuf. Un autre écarteur relève en haut le plus possible la lèvre supérieure de la plaie.

Le doigt pénètre alors dans une loge profonde et étroite remplie de graisse qu'il écarte et effondre jusqu'à ce qu'il sente très nettement la fente ptérygo-maxillaire sur laquelle la pulpe digitale vient butter. En bas, l'apophyse coronoïde gène beaucoup la manœuvre, et on doit avec l'écarteur inférieur l'abaisser le plus possible. Après évidement digital de cette fosse très profonde et hémostase complète au moyen de gaze aseptique, je saisis un crochet mousse et le porte, le bec en haut, dans la fente ptérygo-maxillaire. Il est impossible de rien voir, et c'est après avoir enfoncé à maintes reprises le crochet au fond de la fente, l'avoir ensuite attiré au dehors que le le nerf se trouve chargé, amené dans le champ opératoire et visible. Il est saisi avec une pince, tordu et arraché. Le morceau ainsi abrasé peut avoir 2 centimètres environ et avec lui sont extraits les premiers troncs nerveux qui en émergent.

Afin de ne rien laisser du nerf, je répète plusieurs fois la manœuvre.

Faisant alors un tamponnement de la cavité pour arrêter une hémorrhagie d'ailleurs très abondante qui a accompagné l'arrachement du nerf, je fais sur le rebord orbitaire une incision de 3 centimètres, et, saisissant le sous-orbitaire avec une pince, je le tords et l'arrache de la gouttière sous-orbitaire.

Après nettoyage et hémostase complète, le lambeau inférieur est relevé ; le malaire est reconstitué par rapprochement de ses deux fragments et une suture aux crins de Florence assure le rapprochement des parties molles. Deux points de suture sur la plaie sous-orbitaire Pansement iodoformé méthodique. L'opération a duré une heure un quart. Réveil facile ; un vomissement.

*Suites.* — 7 fevrier. La malade va bien, n'a pas souffert et les crises, qui depuis son arrivee avaient été constatées au moins trois fois en vingt-quatre heures, n'ont pas reparu. Elle a dormi sans morphine.

8 février. Continuation du mieux. Pas de douleurs, température normale.

9 février. Etat généralement bon. Température 37°5 et 37°. Pas de douleur.

10 février. Dans la nuit, la malade a souffert. Il n'y a pas eu de crises avec élancements, mais pendant une heure une sensation vague de douleur, ayant amené des gémissements. Ce matin, la malade est très bien.

12. Pansement. Réunion par première intention. Dans la nuit un peu de douleur, mais en rien comparable aux crises préopératoires.

13 février, Très bien, mais la paupière inférieure se ferme mal.

15 février. — Pansement. Tous les fils sont enlevés. Réunion complète.

Un peu de dilatation pupillaire. Légère parésie du droit inférieur occasionnant du strabisme en haut avec diplopie.

18 février. — Aucune douleur, le strabismediminue.

7 mars. — Etat local et général excellents. Aucune douleur. La paupière inférieure continue à se fermer imparfaitement.

8 mars. — La malade quitte l'hôpital, allant très bien. Elle n'a eu aucune douleur depuis son opération, mais l'orbiculaire inférieur fonctionne mal ; de plus, léger strabisme supérieur, de sorte que l'œil paraît plus grand et regarde un peu en haut.

13 avril. — La malade est revue ; elle va toujours bien, n'a pas eu la moindre douleur, mais l'œil est toujours dans le même état.

27 avril. — La malade rentre à l'hôpital pour ses troubles de la paupière. Aucune douleur. Légère amélioration du côté de l'œil. On commence l'électrisation de l'orbiculaire inférieur, matin et soir.

Ce traitement est continué jusqu'au 7 mai, jour où la malade quitte le service. A ce moment, trois mois après l'opération, l'état est le suivant :

Depuis l'intervention, il n'y a eu aucune crise douloureuse, la malade dort bien, peut travailler et se déclare guérie. Mais il reste un peu de parésie de la paupière inférieure. Il y a amélioration depuis l'électrisation, l'œil peut se refermer, mais l'occlusion est moins complète que du côté opposé.

Observation II (1).

*Névralgie faciale ancienne; résection du nerf sous orbitaire et du ganglion de Meckel. Guérison persistant depuis trois ans.*

Le malade qui fait le sujet de cette observation est âgé de 55 ans; il entre en septembre 1892 dans le service de M. Marchand, que j'avais l'honneur de suppléer à l'hôpital Saint-Louis. Ce malade, qui paraît d'une constitution vigoureuse, souffre depuis vingt ans d'une névralgie faciale extrêmement violente du côté gauche ; il ne presente rien de particulier à noter dans ses antécédents héréditaires ou personnels ; on ne trouve dans son histoire rien qui puisse faire penser à une tare quelconque ; il a eté pris brusquement de ces douleurs qui, au debut, se manifestaient surtout du côté de la narine et qui, depuis plusieurs années, occupent tout le territoire innervé par le sous-orbitaire. L'hyperesthésie est très vive au niveau du trou sous-orbitaire à la moindre pression ; les crises douloureuses éclatent sous les influences les plus diverses ; c'est ainsi que le malade n'ose pas boire froid ni chaud, n'ose pas faire des efforts de mastication, manger de la croûte, par exemple. De même, le moindre attouchement sur la joue correspondante, sur les narines, comme dans l'action de se moucher, provoque immédiatement une crise ; c'est dire combien cela doit se présenter souvent dans les vingt-quatre heures. Au moment des crises le malade est dans une angoisse extrême, la moitié de la face est contractée, l'œil parait plus petit, la conjonctive est rouge et le larmoiement constant. Ces phénomènes durent deux à trois minutes pour cesser brusquement.

Tous les traitements médicaux ont été employes sans succès et le malade vient, en désespéré, demander le secours de la chirurgie.

L'operation est pratiquée le 12 septembre par la voie laterale, suivant le procédé de Lossen-Braun modifié par Segond.

Je pus découvrir le nerf à la sortie du crâne dans la fosse ptérygo-

(1) Communiquée au Congrès français de Chirurgie, 1895, par M. Guinard.

maxillaire avec la plus grande facilité. Huit jours après, en enlevant les fils, je constatai une réunion absolument parfaite, et comme je n'avais pas fait de drainage, le malade put rentrer chez lui le douzième jour. Depuis le jour de l'opération, il n'a pas eu une seule crise de névralgie ; je l'ai vu régulièrement tous les ans depuis trois ans et la guérison s'est maintenue jusqu'ici totale et parfaite.

### Observation III (1).

*Névralgie faciale, résection du nerf sous-orbitaire et du ganglion de Meckel. Guérison.* (Observation recueillie par M. Ravanier, interne du service.)

Armandine M.., âgée de 51 ans, entre le 18 septembre 1893 au n° 1 de la salle Richard-Wallace, à l'hôpital Tenon, dans le service de M. Nélaton, suppléé par M. le docteur Aimé Guinard.

Elle ne présente, du côté de ses ascendants, aucune tare nerveuse. Son père est mort à 69 ans et sa mère à 82 ans. Elle a eu sept enfants dont quatre sont actuellement bien portants ; les trois autres sont morts accidentellement, raconte-t-elle.

Cette femme a joui d'une excellente santé jusqu'à l'âge de 36 ans. A ce moment, elle eut des troubles oculaires pour lesquels elle alla consulter M. de Wecker; on fit le diagnostic d' « atrophie simple de la pupille ». On la soigna en lui faisant des injections de strychnine. C'est aux piqûres nécessitées par les injections que la malade rapporte ses douleurs actuelles : celles-ci ne sont cependant survenues que plus tard.

Il y a dix ans, à l'âge de 41 ans, la malade commence à ressentir des douleurs lancinantes dans la narine gauche : celles ci survinrent un jour subitement pendant que la malade se mouchait. Ces douleurs, d'emblée si violentes, se reproduisirent d'une façon continue pendant quinze jours environ. Jusqu'à il y a trois ans, les crises diminuèrent de fréquence, mais non d'intensité : elles ne se reproduisirent plus que deux fois par an, au printemps et à l'automne, raconte la malade. Mais depuis trois ans, jusqu'à ce jour,

(1) Communiquée au Congrès français de Chirurgie, 1895, par M. Guinard.

les crises se sont rapprochées de plus en plus, avec des rémissions peu sensibles : la vie de la malade est impossible et, sur le conseil de M. le docteur Maire, elle vient demander une opération. Nous devons ajouter qu'il y a six ans environ, alors que les troubles névralgiques existaient déjà, la malade se trouvait à l'époque de la ménopause. A partir de ce moment, dit-elle, la marche s'accompagnait de douleurs lancinantes dans la plante des pieds, le repos faisait cesser ces douleurs. Depuis, ces accidents ont persisté et se sont étendus à tout le membre inférieur gauche et à une partie du membre droit. Dans la même année, sa main gauche s'engourdit peu à peu, puis survint de l'atrophie musculaire, diagnostiquée par un médecin de son quartier. A la suite de séances d'électrisation localisée, l'atrophie disparut et les forces revinrent.

A son entrée à Tenon, le 18 septembre, la malade nous raconte son histoire ; son examen clinique fournit les données suivantes :

Les douleurs s'irradient dans la zone du maxillaire supérieur seulement.

Il y a de l'hypéresthésie tactile au niveau du trou sous-orbitaire.

Il y a du trismus : la malade peut à peine entr'ouvrir la bouche et ne peut mâcher ses aliments.

A ces troubles moteurs et sensitifs s'en joignent d'autres : il y a du larmoiement presque continuel, exaspéré par les crises. La conjonctive inférieure est rouge et enflammée Il existe également des troubles vaso-moteurs du côté gauche de la face.

Les douleurs sciatiques, dont le début, avons-nous dit, remonte à six ans, ont toujours persisté, beaucoup plus accentuées du côté gauche. Il n'y a pas d'atrophie musculaire, mais la marche s'accompagne d'une claudication marquée.

En somme, il s'agissait là d'une névralgie faciale bien caractérisée. Comme il existait d'autres troubles névralgiques en d'autres points du corps, il est vraisemblable que tous ces accidents étaient d'origine névropathique : cette hypothèse est encore confirmée par l'existence, il y a quinze ans, de troubles oculaires d'origine inconnue, aujourd'hui disparus et qu'on peut rattacher à la névropathie. Cependant, nous devons dire que la recherche d'autres stigmates est restée infructueuse.

Cela étant, l'intervention chirurgicale semblait contre-indiquée, à cause de la multiplicité des accidents névralgiques. D'autre part, les crises faciales étaient répétées, presque subintrantes ; leur intensité était telle que la malade réclamait impérieusement une intervention. Si à cela on ajoute que les troubles du côté des membres étaient assez peu intenses pour ne pas gêner la maladie, on comprendra que M. Guinard se soit décidé à faire le 27 septembre la résection du ganglion de Meckel.

La découverte du ganglion fut relativement facile par le procédé de Segond. L'opération ne fut pas le moins du monde gênée par le sang. Réunion par première intention, sans drainage.

Le 3 octobre, le septième jour après l'opération, les fils sont enlevés. La plaie est complètement réunie. Depuis l'intervention, la malade n'a plus la moindre crise faciale.

Le 10 octobre, quinze jours après l'intervention, la malade sort guérie. Les crises n'ont pas reparu.

Le 10 novembre, nous avons revu la malade : l'amélioration s'était maintenue : plus de crises.

Cette malade étant hospitalisée à l'hospice Debrousse, j'en ai eu récemment des nouvelles par l'interne de service (septembre 1895) et sa guérison est toujours parfaite.

### Observation IV (inédite) (1).

*Résection du sous-orbitaire et du ganglion de Meckel.*

M. H..., âgé de 60 ans, d'un tempérament goutteux, avait éprouve de violentes migraines dans sa jeunesse ; les premières douleurs névralgiques apparurent il y a environ 25 ans, elles étaient supportables au début et consistaient en une sorte de frémissement aigu dans la partie malade. Depuis, elles allèrent en augmentant d'intensité et de fréquence.

Dans les derniers temps de ses nevralgies, les crises etaient très fréquentes : au moins cinq par heure en moyenne.

C'était parfois des torsions, des tenaillements des plus douloureuses ; d'autres fois, des piqûres semblables à des coups de bistouri ; les douleurs avaient alors une durée de 3 ou 4 minutes.

(1) Due à l'obligeance de M. Guinard.

Il restait à peu près tranquille deux mois par année.

Tous les traitements médicaux furent employés sans succès, c'est alors que ce malade demanda le secours de la chirurgie. Au moment où nous l'avons examiné, l'hyperesthésie était très vive au niveau du trou sous-orbitaire. A la plus petite pression, les crises douloureuses surviennent sous les influences les plus diverses.

Le 9 novembre dernier, nous tentons l'opération. La découverte du ganglion fut facile par le procédé de Lossen-Braun, modifié par Segond.

On place un fil sous le nerf sous-orbitaire, au niveau de son émergence du tronc sus-orbitaire ; on le tend dans la fosse ptérygo-maxillaire et on cherche à le charger sur un crochet à strabisme. Mais la dénudation du nerf ne devait pas être complète, car en tirant sur celui-ci on exerçait en même temps des tractions qui se perdaient sur des fibres musculaires qui avaient été saisies en même temps que le nerf. On libéra et on isola ensuite le nerf, et l'opération put se terminer sans incident.

Nous avons eu occasion depuis de revoir le malade, qui est complètement guéri.

Le 1er juillet, le malade nous a confirmé encore sa guérison.

### Observation V (Congrès de chirurgie, 1893)

Par le docteur Ch. Février, médecin-major, professeur agrégé de la Faculté de médecine, membre correspondant de la Société de chirurgie.

*Névralgie rebelle datant de vingt-deux ans. Résection du nerf maxillaire supérieur et du ganglion de Meckel dans la fente ptérygo-maxillaire par la voie temporale. Guérison.*

M. X..., sous-officier de gendarmerie en retraite, 69 ans, homme grand, robuste, et encore très vigoureux, a fait un séjour de sept ans dans différentes colonies : Indo-Chine, Algérie, etc. Pendant ces campagnes, il a contracté la fièvre intermittente. En Cochinchine, il eut une dysenterie légère. Il a eu en outre la syphilis et des uréthrites. Retraité en 1868, il reprend du service au moment de la guerre comme capitaine de mobiles ; après la campagne, il commence à souffrir d'élancements douloureux siégeant principalement dans la région sous-orbitaire. Au bout d'un an, ces douleurs ont pris un caractère d'acuité extrêmement violent. Elles occupent le côté droit de la tête, mais principalement la sphère du maxillaire superieur. Il consulte le médecin de Strasbourg en 1872. Toute intervention sanglante est repoussée, on se borne à des injections de morphine, à l'électrisation et à l'avulsion des dents cariées du côté malade sans amélioration d'ailleurs. Le sulfate de quinine, le traitement mixte étaient restés sans résultat. Depuis cette époque, la névralgie n'a pas cessé, elle n'offre aucune régularité dans le retour, elle n'est pas périodique. Ce sont des crises atroces arrachant parfois des cris au malade, revenant plusieurs fois par jour et durant quelquefois 7 à 8 minutes. Il en a eu jusqu'à vingt dans la même nuit, mais alors les douleurs ne duraient pas plus du 2 à 3 minutes.

Pendant ces vingt ans de souffrance, il a épuisé toutes les ressources de la thérapeutique. Il y a quinze mois, il a subi deux sections nerveuses portant sur le sus orbitaire et le sous-orbitaire.

Cette intervention amène un calme relatif. Il n'y a pas de disparition des douleurs, mais celles-ci sont cependant moins vives, plus sourdes. Au bout de deux mois, les douleurs reparaissent dans la tête et dans la face, aussi intolérables que par le passé.

En février 1893, le malade se présente à l'hôpital militaire où il est admis le 11.

M. X... nous raconte alors qu'il souffre plusieurs fois par jour, il éprouve pendant ces crises, au niveau de la pommette droite, sous l'œil correspondant, des douleurs atroces, s'irradiant vers la bosse pariétale droite. Il compare ce qu'il éprouve à une brûlure au fer rouge, à une piqûre, un tenaillement, un arrachement. Il n'éprouve presque jamais de souffrance au niveau des gencives. Cependant la névralgie se produit quelquefois au moment où le malade passe sa langue au niveau du sillon gingivo-buccal supérieur droit.

La mastication n'est pas douloureuse.

Pendant que X... nous fait ce récit. le matin du 12 février, il est pris brusquement d'une crise La figure se contracte surtout à droite, il larmoie assez abondamment et se comprime l'œil droit avec son mouchoir. Les muscles de la face : orbiculaire, zygomatique et canin sont animés de petites secousses fibrillaires

Dans l'intervalle des crises, la pression de la région sous-orbitaire n'est pas douloureuse. La sensibilité est légèrement émoussée, mais le contact, le chatouillement sont très nettement perçus à ce niveau.

L'examen de la cavité buccale nous montre que la mâchoire supérieure est totalement dépourvue de dents du côté droit, elles avaient toutes été arrachées à Strasbourg. en 1872, sur le consei du médecin. A la mâchoire inférieure, les 16 dents sont absolument ntactes, elles ne sont qu'un peu déchaussées.

M. X... est à bout de courage, il veut à tout prix en finir avec ses tortures et menace de se suicider si on n'intervient pas.

Nous nous décidons alors à pratiquer l'opération de Lossen-Braun, suivant le procédé modifié par Segond.

Opération le 19 février, avec le concours de M. Régnier, médecin en chef de l'hôpital, M. Weiss, professeur a la Faculté de médecine, Grosjean et le Comité de médicins-majors..

Nous faisons partir notre incision de la partie postérieure de l'arcade zygomatique. Nous en suivons le bord supérieur. nous atteignons le point de jonction des portions verticale et horizontale du rebord osseux qui limite la fosse temporale. Nous arrondissons alors l'incision, que nous terminons au point d'intersection du bord inférieur de l'os malade et du bord inférieur du masséter.

Section de l'aponévrose temporale à son insertion à l'arcade zygomatique, section à fond, sur le malade, de son périoste.

Hémorrhagie assez abondante, mais promptement maîtrisée par la compression et la forcipressure.

Passage derrière le malade, de haut en bas de la scie à la chaine, qui est manœuvrée dans le plan antéro-postérieur.

Renversement en bas et en arrière du segment postérieur. Nous fracturons ainsi le col de l'apophyse zygomatique ; à l'aide de la sonde cannelée et des doigts, nous décollons le muscle temporal de sa fosse.

Pendant cette manœuvre, saignement en nappe abondant dont nous nous rendons maitre par la compression avec des compresses éponges. Nous sommes en outre obligé d'enlever et d'écarter une graisse abondante qui nous masque la rainure ptérygo-maxillaire.

Chez notre sujet, l'apophyse coronoïde est longue, elle forme donc une saillie très considérable. Un écarteur de Farabeuf, appliqué en bas et en arriere, la refoule un peu. Un autre est placé en haut.

Un second obstacle vient de la présence de la crête osseuse signalée par Segond et Potherat et qui limite en avant la surface d'intersection du muscle ptérygoïdien externe La cavité étant bien épongée, nous faisons, en suivant la paroi anterieure de la fente, glisser à fond notre crochet à strabisme. Nous le poussons ensuite en haut, en avant, et nous la ramenons en dehors après avoir constaté par la résistance que nous éprouvons, qu'il a chargé le nerf. Nous sommes, il faut bien le dire, très gêné par la crête osseuse qui arrète notre crochet à strabisme.

Nous saisissons alors avec une pince à mors longs et étroits, le nerf en avant du crochet. Section, enroulement et arrachement de tout ce que nous avons saisi. Nous avons pratiqué une petite incision horizontale au niveau du trou sous-orbitaire pour arracher, si la chose était possible, le tronçon terminal du nerf. Malheureusement la névrotomie faite autrefois avait dû être poussée aussi loin que possible dans le trou sous-orbitaire et nous avons tous pu constater que ce complément de l'opération était impraticable.

Nous avons plusieurs fois de suite, avec l'aide de notre pince, vidé complètement et fait le curage de la fosse ptérygo-maxillaire. Ce n'est que lorsque nous n'avons plus rencontré de tissu, que nous avons arrêté notre intervention. Le crochet à strabisme introduit méthodiquement ne ramenait plus rien au moment où la pince arrachait le restant des tissus, un jet de sang artériel s'est produit avec assez de force et l'instrument a remené un segment d'artériole long d'un centimètre environ. La compression avec de la gaze pendant 3 ou 4 minutes a suspendu l'hémorrhagie provenant sans doute d'une branche de la maxillaire interne. Suture au catgut des tissus périosseux après remise en place des fragments qui s'adaptent très bien. Suture de la peau au crin de Florence. Gaze iodoformée et pansement ouaté.

Les suites sont très simples :

Le 26 février, nous enlevons le pansement. La réunion est parfaite. Les crins de Florence sont coupés et extraits.

Depuis l'opération, disparition complète des douleurs. M. X... s'est plaint seulement de la gène occasionnée par le pansement.

La seconde journée après l'operation, il a eu quelques élancements légers au niveau de la plaie et de l'aile du nez.

Dans la journée qui suit l'ablation du pansement M. X.. descend au jardin et fait une promenade prolongée. Nous le trouvons le lendemain matin avec un léger œdème de la paupière inférieure, un peu d'ectropion et de conjonctivite catarrhale.

Le 2 mars, le malade sort dans l'état suivant : Œdème de la paupière inférieure avec léger ectropion. Quand on lui commande de fermer les yeux, l'orbiculaire droit fonctionne moins bien et l'occlusion n'est pas tout-à-fait complète.

La narine droite est absolument insensible. il en est de même de la partie droite de la voûte palatine et du rebord alvéolaire correspondant.

Mais le côté du palais a conservé toute sa sensibilité. Absence complete de gêne dans le mouvement de la mâchoire. La peau des moitiés droites du nez et de la lèvre supérieure, celle de la joue droite et de la tête du sourcil sont tout à fait insensibles. On peut la pincer et la piquer sans provoquer aucune sensation.

Il semble, suivant l'expression de M. X..., que la région est en bois et comme épaissie.

Il éprouve seulement une sensation de froid en ces points.

Les petits élancements fugitifs sur l'aile du nez sont bien plus rares.

Notre opéré est revenu nous voir le 28 mars. Il a repris sa vie ordinaire, et se promène beaucoup. Plus d'œdème de la paupière, plus d'ectropion.

L'ouverture palpébrale semble toujours un peu agrandie à

droite. L'occlusion se fait mieux qu'il y a trois semaines; mais la paupière inférieure et toujours paresseuse et ne prend que peu de part à l'occlusion.

La cicatrice est linéaire, à peine visible. L'arcade zygomatique est tout-à-fait solide. Plus d'élancements vers l'aile du nez. La disparition des crises se maintient absolue. Depuis vingt ans, dit le malade, je n'ai pas éprouvé pareil bien-être.

## Résection du rebord alvéolaire. — Procédé de M. Jarre.

Dans un mémoire lu à l'Académie de Médecine à la séance du 6 septembre 1893, M. Jarre a essayé de démontrer que le tic douloureux de la face était toujours l'expression symptômatique d'une lésion périphérique de nature cicatricielle et ayant son siège au niveau d'une cicatrice du bord alvéolaire. Voici donc quelles sont, d'après cet auteur, les causes constantes des altérations nerveuses qui produisent le tic douloureux de la face :

Le tic douloureux de la face serait une véritable névralgie alvéolaire, dans laquelle les douleurs se propageraient bien au-delà du siège de la lésion anatomique, et celà grâce aux anastomoses nerveuses collatérales.

Les névralgies affectant le territoire du sus et sous-orbitaire, de la tempe de la région préauriculaire et quelquefois du maxillaire inférieur et de la langue, peuvent reconnaître comme cause une lésion cicatricielle du bord alvéolaire supérieur et seraient par conséquent justiciables du traitement qu'il a préconisé.

C'est la résection extemporanée du bord alvéolaire qui constitue le procédé de M. Jarre, mais avant de la pratiquer, on doit d'abord déterminer le siège de la lésion alvéolaire; puis on établira les antécédents étiologiques présentés par le malade : accidents d'arthrite alvéolo-dentaire chronique ou de gingivo-périostite, celle-ci le plus fréquemment déterminée par l'éruption vicieuse de la dent de sagesse inférieure.

On recherchera avec soin quel est le point de départ des phénomènes douloureux. Enfin, dans bon nombre de cas, une exploration de l'arcade alvéolaire, saisie entre le pouce et l'index, provoquera une sensation douloureuse au niveau de la région soupçonnée.

C'est cette région, comprenant l'étendue d'une ou de plusieurs alvéoles, qu'il s'agît de bien déterminer et de dégager, si cela est nécessaire, par l'extraction de l'une ou des deux dents qui la limitent de chaque côté avant de procéder à son ablation.

Dans certains cas, le diagnostic du siège exact de la lésion cicatricielle, sera fort simple à établir, par exemple, lorsque le bord alvéolaire ne présente qu'une seule lacune, mais il n'en sera pas de même lorsque plusieurs dents manqueront ou qu'elles seront toutes absentes. Dans ces derniers cas, le diagnostic demandera beaucoup plus de recherches et ne s'obtiendra parfois qu'après des tâtonnements multiples.

Quoiqu'il en soit, une fois le siège exact de la région cicatricielle bien délimité, on procède de la façon suivante à la résection extemporanée du bord alvéolaire.

Description du procédé opératoire de M. Jarre. Le procédé comprend trois temps.

Premier Temps. — *Excision de la muqueuse et du périoste recouvrant la partie du bord alvéolaire à réséquer.*

« Après avoir fait un lavage antiseptique complet de la cavité buccale et anesthésié la région à opérer par une injection de chlorhydrate de cocaïne au cinquantième, on pratique avec le bistouri ou mieux avec le galvano-cautère sur la partie de la crête libre du bord alvéolaire correspondant à la région cicatricielle que l'on se propose d'enlever, une incision longitudinale, profonde, comprenant à la fois la muqueuse et le périoste, et s'étendant sur une longueur de 2 centimètres environ. Une seconde incision pénétrant également jusqu'à l'os, parallèle à la précédente, mais d'une longueur de moitié moindre, est tracée au fond du vestibule à la partie correspondant au sommet de l'alvéole malade. Enfin, les deux extrémités de ces incisions sont reliées entre elles par deux nouvelles incisions obliquement dirigées de haut en bas sur la partie vestibulaire de l'arcade alvéolaire ; par le fait de la réunion de leurs extrémités, ces quatre incisions isolent un trapèze de muqueuse et de périoste que l'on enlève par la dissection, de façon à mettre à nu la paroi osseuse vestibulaire de l'alvéole à réséquer.

La même opération est pratiquée du côté opposé de l'arcade. Les extrémités d'une incision horizontale tracée sur la face linguale de l'arcade à un niveau correspondant au sommet de l'alvéole, sont reliées par deux incisions obliques aux extrémités de l'incision de la crête du bord libre, qui a déjà servi pour le côté vestibulaire ; le nouveau trapèze de muqueuse et de périoste ainsi obtenu est enlevé comme précédemment.

La partie d'os mise à nu présente alors la forme d'un hexagone dont une moitié est située sur la face vestibulaire et l'autre moitié sur la face linguale de l'arcade alvéolaire. C'est cette partie d'os dénudée qu'il s'agit de réséquer.

Deuxième temps. — *Résection de la partie dénudée du bord alvéolaire.*

Au moyen d'une scie circulaire, mue par le tour à pédale, on pratique du bord libre vers la profondeur de l'arcade alvéolaire, deux sections obliques longeant la plaie des parties molles. Ces deux sections se dirigent en convergeant vers le sommet de l'alvéole, qu'elles séparent de chaque côté du tissu osseux voisin ; on délimite de la sorte un coin osseux dont le sommet tronqué reste seul adhérent au maxillaire.

C'est la pince de Liston qui sera chargée de la détacher. Celle-ci doit saisir et sectionner le plus possible dans la direction du sommet de l'alvéole le tissu osseux, de façon à comprendre dans la section toute la partie cicatricielle.

Troisième temps. — *Rugination de la plaie osseuse.*

Lorsque toute la portion osseuse cicatricielle du rebord alvéolaire a été enlevée, on rugine la plaie osseuse de manière à faire disparaître les rugosités qui la recouvrent et les esquilles osseuses plus ou moins détachées, produites par la section avec la pince de Liston. Cette opération est pratiquée au moyen d'une forte fraise, du volume d'un gros pois, actionnée par le tour à pédale et que l'on promène à plusieurs reprises sur toute la surface osseuse opérée, jusqu'à ce que le doigt explorateur la trouve parfaitement lisse et unie.

L'opération terminée, la plaie est lavée et pansée au moyen d'une boulette de ouate imbibée d'un liquide antiseptique (solution d'acide thymique à 1/2500).

Les soins antiseptiques les plus rigoureux (lavages, pansements) sont continués jusqu'à ce que la cicatrisation de la plaie alvéolaire soit achevée. »

Il nous semble que, sans être aussi exclusif que M. Jarre, l'on puisse admettre que dans plusieurs cas le tic douloureux de la face même très étendu, a pour point de départ une lésion dentaire quelconque et que le traitement chirurgical rationnel à appliquer dans ces cas doit viser avant tout à faire disparaître cette lésion.

M. Jarre, dans un mémoire adressé à l'Académie de Médecine pour le concours du prix Buisson, en 1895, a rapporté les observations de dix-huit malades atteints du tic douloureux de la face, traités et guéris par la résection du rebord alvéolaire.

Les observations que M. Jarre a bien voulu nous donner, prouvent combien les succès opératoires qu'il a obtenus sont particulièrement engageants et mettent en évidence le bénéfice qu'on peut tirer d'une intervention en somme fort bénigne.

L'Obs... n° 8, est particulièrement intéressante à ce sujet. La malade qui en fait l'objet avait subi trois névrectomies dans l'espace de quatre ans et le soulagement qu'elle en avait éprouvé a été d'une très courte durée; tandis qu'à la suite de l'opération de Jarre, sa guérison immédiate se maintient intacte depuis plus de vingt-cinq mois.

Nous avons eu l'occasion de voir la malade il y a quelques jours complètement guérie.

### Observation VI (Inédite) (1).

*Tic douloureux inférieur droit avec névralgie spasmodique du bord correspondant de la langue, datant de quatre ans. Aucun traitement chirurgical antérieur. Destruction de la muqueuse et du périoste recouvrant la partie du bord alvéolaire correspondant à l'emplacement de la dent de sagesse inférieure droite par une série de treize cautérisations pratiquées dans le courant du mois d'octobre 1892. Cessation complète des douleurs pendant huit semaines. Retour de douleurs sourdes pendant douze jours. Le 13 janvier 1893, chute spontanée de la partie d'os dénudé. A partir de ce moment, disparition des douleurs. Guérison maintenue intacte depuis deux ans.*

M^me^ Sas..., 84 ans, aurait présenté, vers l'âge de 70 ans, au fond

(1) Observation due à l'obligeance de M. le D^r^ Jarre.

de la bouche vers la région correspondant à la dernière grosse molaire inférieure droite, des petits abcès de la gencive qui se seraient répétés un grand nombre de fois pendant une période de trois années environ.

Ces abcès auraient cessé de se produire à la suite de l'extraction de cette dent et tout serait rentré dans l'ordre jusqu'à l'âge de 80 ans.

A cette époque, c'est-à-dire en 1888, la malade aurait commencé à éprouver, en ouvrant la bouche, une sensation douloureuse nettement localisée au niveau de la dent extraite sept ans auparavant. Cette sensation douloureuse aurait peu à peu augmenté d'intensité en même temps qu'elle gagnait le menton, le côté droit de la langue, le pharynx et l'oreille du même côté.

Les crises, présentant tous les caractères classiques du tic douloureux, sont provoquées par le plus léger contact de la main ou d'un corps étranger sur la joue, la lèvre inférieure, l'aile du nez du côté droit, par la parole, la mastication, la déglutition. Elles n'apparaissent point à l'état de repos, ni la nuit pendant le sommeil.

Ces crises ne sont pas permanentes, la malade ayant présenté à plusieurs reprises différentes des périodes de calme dont la durée était de quelques semaines ou de quelques mois.

C'est principalement dans les périodes du printemps et de l'automne que les périodes de crises sont le plus aiguës.

Le 6 octobre 1892, époque à laquelle nous voyons pour la première fois cette malade, nous la trouvons en proie à des crises très fréquentes l'obligeant à garder la chambre et à se nourrir d'aliments liquides qu'elle ne prend qu'en petite quantité et avec la plus grande difficulté,

Après avoir établi les antécédents étiologiques, que nous avons rapportés plus haut, et constaté que la région de la dent de sagesse, indiquée par la malade elle-même comme étant le point de départ de sa névralgie, est douloureuse à la pression, nous proposons immédiatement la destruction par le feu, de la muqueuse et du périoste du bord alvéolaire correspondant à cette région.

Une série de treize applications de feu est faite du 16 au 24 octobre 1892 Pendant cette période de cautérisation, la malade accuse une modification dans la physionomie des douleurs ; les crises ne se produisent plus pendant la journée, mais seulement le matin de 5 heures à 8 heures.

A partir du 24 octobre, une amélioration nouvelle se manifeste ; la malade cesse de souffrir à n'importe quelle heure de la journée, les crises ont entièrement disparu.

Cet état de calme parfait dure jusqu'au commencement de janvier 1893. c'est à-dire 3 mois environ.

A cette époque, quelques douleurs réapparaissent le matin. Des applications quotidiennes de feu semblent améliorer la situation Enfin, le 13 janvier a lieu la chute d'un séquestre osseux et la malade cesse de souffrir.

Depuis cette date les douleurs ne se sont plus reproduites.

La guérison se maintient donc intacte depuis deux ans.

### Observation VII (1)

*Tic douloureux supérieur gauche datant de six mois Aucun traitement chirurgical antérieur. Mai 1893. Destruction de la muqueuse et du périoste de la partie du bord alvéolaire correspondant à l'emplacement de la première grosse molaire supérieure gauche par une série de six applications de galvanocautère. 28 juin 1893. Resection de la partie osseuse dénudée ; guérison maintenue intacte depuis dix-huit mois* (Obs. inédite)

M. C..., 53 ans, concierge, rue Piat, a subi, il y a plusieurs années, en haut et à gauche, l'extraction de deux grosses molaires. Vers la fin du mois d'octobre 1892. M. C... a été prise de sensations douloureuses, d'abord légères, puis s'accentuant peu à peu, occupant la région des dents absentes et s'étendant de là en arrière jusqu'à la région préauriculaire gauche.

Les douleurs ont la forme intermittente ; elles sont réveillées par le contact de la main ou d'un corps étranger sur la joue gauche ou de la langue sur la gencive supérieure du même côté, par l'action de parler ou de mastiquer ; elles apparaissent brusquement et disparaissent de même après une durée de quelques secondes. Il

(1) Observation due à l'obligeance de M. le Dr Jarre.

n'y a pas de douleurs à l'état de repos ni la nuit pendant le sommeil.

La malade vient à notre consultation au commencement du mois de mai 1893. A l'inspection de la bouche, nous constatons l'absence de la première et de la seconde grosse molaire supérieures du côté gauche. La pression exercée par le doigt à ce niveau est douloureuse et détermine la production d'un accès caractéristique de tic douloureux.

La région correspondant à l'emplacement de la première grosse molaire est plus particulièrement sensible à l'exploration et c'est elle qui, au dire de la malade, serait le point de depart constant de crises névralgiques.

Dans ces conditions, nous detruisons par une série de six applications de galvano cautère, la muqueuse et le périoste recouvrant la partie du bord alvéolaire correspondant à l'emplacement de cette dent.

A la suite de ces cautérisations, c'est-à-dire à partir du 14 mai 1893, la malade cesse entièrement de souffrir. Toutefois, à la fin de juillet de la même année des douleurs sourdes étant survenues dans la région cautérisée, nous procédons, le 28 de ce mois, à la résection de la partie osseuse dénudee, suivie de la rugination de la plaie.

A partir de ce moment, les crises n'ont pas reparu et la guérison se maintient depuis dix-huit mois.

### OBSERVATION VIII (1)

*Tic douloureux supérieur et inférieur du côté gauche datant de dix ans Trois opérations antérieures : 1° 12 novembre 1891. Résection du nerf maxillaire supérieur gauche dans la fosse ptérygo-maxillaire. Récidive au bout de dix mois ; 2° 1er décembre 1892. Résection du nerf maxillaire inférieure gauche (procédé de Reau). Récidive au bout de trois mois ; 3° 15 janvier 1894. Résection du mentonnier gauche ; pas de résultat. Résection de la partie du bord alvéolaire correspondant à la canine et à la première prémolaire supérieure gauche, le 7 avril 1894. Guérison immédiate maintenue intacte depuis plus de dix mois* (Obs. inédite).

M. C.., 43 ans, aurait commencé à éprouver, vers l'âge de 30 ans, des douleurs sourdes accompagnées de sensations d'agacement de la gencive dans la région du bord alvéolaire, comprise entre la canine et la première prémolaire supérieures du côté gauche. Ces phénomènes se produisaient à intervalles variables deux ou trois fois par jour, quelquefois sans cause appréciable, mais le plus souvent sous l'influence de la pénétration au moment des repas, de parcelles alimentaires, entre les deux dents désignées. Au dire de la malade, cet endroit de la gencive saignait très facilement et la production de cette petite hémorrhagie amenait généralement un soulagement ; aussi M. C... la provoquait-elle fréquemment elle-même par l'introduction profonde et souvent répétée d'un cure-dent dans l'espace interdentaire affecté.

Ces accidents persistèrent, d'après les souvenirs de la malade, pendant deux ou trois années environ ; puis ils disparurent peu à peu insensiblement.

Vers l'âge de 38 ans, c'est-à-dire cinq ou six ans après la cessation des accidents que nous venons de décrire, M. C... avait eté prise, dans le cours d'un coryza aigu, au moment où elle se mouchait, d'une crise douloureuse très violente occupant la joue gauche, près de l'aile du nez, et s'irradiant de là à la tempe et à la région sus-orbitaire. Cette crise, apparue subitement, disparut avec la même brusquerie après quelques secondes de durée

(1) Observation due à l'obligeance de M. le Dr Jarre.

Les crises névralgiques, localisées dans les premiers mois de l'affection, aux points que nous venons d'indiquer, gagnèrent plus tard les différentes branches du trijumeau, de telle sorte qu'une année après le début de la maladie tout le côté gauche se trouvait envahi.

Les douleurs présentant tous les caractères classiques du tic douloureux apparaissaient sous l'influence du plus léger contact de la main ou d'un corps étranger sur la face, du côté gauche, par l'action de boire, de manger ou d'avaler. Elles ne se montraient point à l'état de repos, ni la nuit pendant le sommeil.

En 1891, M^me^ C... entre dans le service de M. Segond, chirurgien des hôpitaux, qui fit le 12 novembre de la même année la résection du nerf maxillaire supérieur gauche dans la fosse ptérygo-maxillaire.

Cette opération amena un soulagement immédiat et complet.

Mais dix mois plus tard il y eût récidive partielle; en effet, les douleurs réapparurent seulement dans la région innervée par le nerf mixillaire inférieur gauche.

Dans ces conditions, la malade était de nouveau entrée dans le service de M. Segond, celui-ci pratiqua, le 1er décembre 1892, la résection du nerf maxillaire inférieur gauche par le procédé de Beau.

Cette seconde intervention fut également suivie d'une période de calme, mais de trois mois de durée seulement.

La névralgie faciale affecta de nouveau tout le côté gauche de la face, mais avec cette différence que les douleurs, sourdes et vagues dans la région maxillaire supérieure, présentaient leur maximum d'intensité à la mâchoire inférieure, et plus particulièrement au niveau du menton.

La malade rentra pour la troisième fois dans le service de M. Segond, qui pratiqua le 15 janvier 1894 la résection du nerf mentonnier gauche.

Cette opération n'amena aucun changement dans l'état de Mme C...

Au mois d'avril 1894, la malade nous est adressée par M. Frey, interne des hôpitaux.

Après avoir recueilli de Mme C... les renseignements donnés plus haut, nous constatons à l'inspection de la bouche la présence de 32 dents définitives, saines et régulièrement rangées.

La pression de l'arcade alvéolaire détermine, au niveau de la fosse canine gauche, une sensation douloureuse qui n'existe pas au même degré sur les autres points et l'apparition d'une crise douloureuse.

Nous diagnostiquons tic douloureux ayant pour point de départ une lésion cicatricielle du bord alvéolaire ayant son siège dans la région inter-alvéolaire séparant la canine de la première prémolaire supérieure gauche.

Nous proposons à la malade la résection de cette région et des dents qui les limitent.

Cette opération est pratiquée le 7 avril 1894, avec l'assistance de M. Frey.

Le résultat fut immédiat; la malade cessa de souffrir du bas comme du haut, et la guérison se maintient intacte depuis dix mois.

### Observation IX (personnelle) (1).

*Résection du rebord alvéolaire.* Opération de M. Jarre modifiée par M. Guinard.

Mme Z..., 62 ans, de constitution robuste, n'a jamais eu aucune maladie antérieure.

Il y a cinq ans, elle vit apparaître les premières crises qui lui laissaient cependant des intervalles d'accalmie, mais de plus en plus espacés. Les crises augmentèrent toujours d'intensité et de nombre progressivement. Elle se fait arracher les quatre racines correspondance au côté malade, côté gauche A son entrée à l'hôpital Lariboisière, salle Elisa Roy. le 7 mai 1896, la malade nous dit avoir eu des crises pendant quatre mois sans discontinuer. Depuis sept à huit jours, elle est dans l'impossibilité de vaquer à aucune occupation. l'insomnie est absolue ; il lui est impossible de se nourrir avec d'autres aliments que du lait.

Il n'existe pas de dents du côté malade. Les douleurs sont ré-

(1) Observation prise dans le service de M. le Dr Peyrot.

veillées par le plus léger contact sur la lèvre, sur la joue ou sur l'aile du nez par l'action de parler, de mastiquer ou de déglutir.

Le 11 mai, on décide l'opération. Celle-ci est pratiquée par M. Guinard

On a de la peine à délimiter le rebord qui est à peine saillant. On place la malade dans la position de Rose. On rugine en avant et en arrière à la pince-gouje ; puis on enlève à la curette tout le tissu spongieux, ce qui laisse une gouttière à deux lames tranchantes.

La malade quitte l'hôpital le 24 mai complètement guérie.

Le 29 juin, nous avons revu la malade qui continue à ne plus souffrir.

## Résection du ganglion de Gasser

Les résections extra-craniennes ne mettent pas infailliblement les malades à l'abri des récidives, soit qu'elles aient été pratiquées trop loin du point d'émergence du nerf, soit qu'elles aient été insuffisantes. Voilà pourquoi actuellement les chirurgiens s'attaquent volontiers au territoire intra-cranien du trijumeau et réséquent le ganglion de Gasser.

Il est incontestable que cette méthode radicale présente un certain degré de gravité, et constitue en somme une opération très sérieuse; mais si d'autre part on envisage la question au point de vue malade, on est frappé de ce fait que, dans presque toutes les observations de névralgie trifaciale grave, il s'agit des malades qui menacent constamment de se suicider, tellement sont intolérables les douleurs qu'ils éprouvent. La mort, disent-ils, est préférable aux tortures qu'ils endurent. Aussi, se soumettent-ils volontiers aux interventions même les plus graves, dans l'espoir de retrouver la santé.

Trois voies ont été suivies pour arriver au ganglion de Gasser.

La voie transmaxillaire suivie par Rose d'abord, par Novaro ensuite, a été de tous points détestable. Rose réséqua le maxillaire supérieur et arriva sur le trou ovale; il appliqua une couronne de trépan et put voir ainsi facilement, à l'aide d'une lampe électrique, le ganglion de Gasser. Novaro arriva au même résultat après résection de la branche montante de l'os maxillaire inférieur.

La voie ptérygoïdienne, qui a été décrite en 1890 par Rose, n'entraîne pas de dégâts aussi considérables que la précédente.

Voici le procédé opératoire employé par Rose :

« Le patient, dit ce chirurgien, doit être dans le meilleur état général possible. La veille au soir, purgatif doux ; quelques heures avant l'opération, lavage soigneux de la face, avec du savon et une solution phéniquée; puis pansement antiseptique, point capital, car la peau est souvent très malpropre, à cause des crises provoquées par les tentatives de lavage. Le chloroforme est le meilleur anesthétique à employer, et, quand le patient est sous son influence, on relave la peau ainsi que le conduit auditif externe, qui est rempli d'ouate salicylée. La conjonctive est soigneusement désinfectée avec un antiseptique non caustique, par exemple avec une solution de sublimé à 1/2000, et le sac lacrymal est exprimé, car il contient souvent des mucosités dont la régurgitation extérieure pourrait infecter la conjonctive. Pour protéger l'œil pendant l'opération et les jours suivants, deux fines sutures de crin de Florence ou de catgut réunissent les paupières, en passant à 2 millimètres de leur bord libre, et formant ainsi, lorsqu'on les serrera, un pli de peau qui garantira la fente palpébrale.

L'opération elle-même comprend six temps :

1° *Incision de la peau et réclinaison du lambeau ;*

2° *Section des apophyses zygomatique et coronoïde, et désinsertion des muscles masséter et temporal;*

3° *Exposition de la base du crane et recherche du trou ovale;*

4° *Ouverture de la base du crane;*

5° *Ablation du ganglion;*

6° *Remise en position des parties déplacées et fermeture de la plaie.*

« 1er *temps.* — L'incision de la peau est faite en enfonçant la pointe du bistouri sur l'os malaire, un demi-pouce au-dessous de l'apophyse orbitaire externe du frontal et en traînant son tranchant le long du zygoma, puis verticalement sur la région parotidienne en avant de l'oreille; enfin, d'arrière en avant, le long du bord inférieur du maxillaire inférieur, jusqu'à l'artère faciale. Ceci fait, un lambeau peut être disséqué, qui comprend seulement la peau et le tissu cellulaire, en évitant avec le plus grand soin de blesser le canal de Sténon ou quelqu'une des branches du nerf facial, qui sont en contact direct avec l'aponévrose massétérine. Avant de terminer cette dissection, on doit placer un fin catgut à chaque angle du lambeau, ou y faire une petite entaille cruciale, pour servir plus tard de point de repère; précaution utile, car la cicatrice résultant de l'incision peut être rendue presque invisible. si l'on prend soin plus tard de bien suturer ensemble les parties correspondantes.

Pendant l'opération, le lambeau cutané sera protégé par des pièces de gaze aseptique et manipulé le moins possible. Le mieux est de le maintenir avec des écarteurs ou de le fixer par un point de suture à la partie supérieure du menton. On aura bien soin de ne pas faire tomber sur lui de chloroforme.

Le décollement de la peau nécessite le pincement de quelques artères, et probablement la ligature des vaisseaux transverses de la face.

2e *temps.* — Le zygoma est maintenant mis à nu avec une rugine et son périoste détaché, après avoir été incisé tout de son long. Deux trous sont creusés à sa partie postérieure, et deux autres en avant, sur la partie malaire ; on y arrive très facilement à l'aide d'une fine vrille mise en mouvement par l'électricité. La perforation osseuse doit être assez large pour admettre un fil n· 2, et les deux perforations adjacentes écartées l'une de l'autre d'environ 1/3 de pouce. L'os est alors divisé entre elles avec une scie fine, le trait de scie antérieur étant dirigé obliquement en avant et en dedans, et le postérieur passant aussi près que possible de la racine transverse.

Il est évident qu'il est beaucoup plus commode de perforer l'os avant de le scier, que de suivre la marche inverse.

Le zygoma est rabattu en bas et en arrière avec le masséter. Pour faciliter cette manœuvre, il est utile de détacher complètement les insertions de ce muscle qui se font à l'os malaire.

La nécrose du zygoma est survenue dans plusieurs cas où l'on avait ainsi rabattu ; mais il est probable qu'elle était due à des fautes d'antisepsie, on à des manipulations excessives et inutiles du lambeau ; en effet, les fibres du masséter qui s'attachent à sa face interne et au milieu desquelles viennent les vaisseaux nourriciers ne doivent pas être rompus, si l'on agit avec modération.

Lorsque le masséter a été suffisamment abaissé et un peu de tissu cellulaire réséqué, l'apophyse coronoïde apparaît avec le tendon du temporal qui s'attache plus tôt à sa face interne qu'à l'externe. Dans mes premières opérations ; je vrillai cette apophyse pour faciliter sa suture ultérieure, et je divisais ensuite en bas et en avant ; l'os détaché était relevé avec le muscle temporal, et les fibres profondes qui empiètent sur la branche montante du maxillaire sectionné avec soin. Je crois actuellement que la suture de l'apophyse est inutile ; car, malgré tout, le temporal, paralysé par l'opération, s'atrophie. Aussi, dans mes derniers cas, j'ai tout simplement réséqué la partie détachée de l'os, avec la portion adjacente du tendon.

3ᵉ *temps.* — L'opérateur a maintenant sous les yeux une certaine quantité de tissu cellulo-graisseux, sous lequel se trouve le muscle ptérygoïdien externe se dirigeant en dehors et en arrière, pour aller s'attacher au condyle du maxillaire et, plus bas, le ptérygoïdien interne. Après être passée, superficillement sur le premier de ces muscles, entre lui et l'os maxillaire, l'artère maxillaire interne s'enfonce entre ses deux chefs, pour atteindre la fosse sphéno-maxillaire. On la recherche et on la coupe entre deux ligatures ; ainsi est prévue l'hémorrhagie qui pourrait être fort gënante pendant les derniers temps de l'opération.

Les nerfs dentaire inférieur et lingual doivent être également, lorsqu'ils n'ont pas été détruits par une précédente opération, recherchés ; ils serviront de guide pour les temps ultérieurs de l'intervention.

Quoiqu'il en soit, le muscle ptérygoïdien externe est détaché de la grande aile du sphénoïde et de la face externe de l'apophyse ptérygoide, avec une rugine que l'on manœuvre de haut en bas; on se sert le moins possible du bistouri ; et le mieux est de saisir les faisceaux musculaires avec une pince à dissection, et de les couper avec des ciseaux à bouts mousses.

Ainsi est complètement exposée la face inférieure de la grande aile du sphénoïde et de l'aile ptérygoïdienne externe.

Il faut alors aller chercher le trou ovale, ce qui n'est souvent point commode. En effet, la partie osseuse à laquelle on accède est presque toujours trop avant, et l'on peut fort bien prendre l'orifice de la fosse ptérygo-maxillaire pour le trou cherché.

Cela m'est arrivé dans une de mes opérations, et je me suis aperçu de mon erreur qu'en voyant saillir le tissu graisseux de l'orbite ; on se rappellera, pour éviter cette illusion, que le trou ovale siège un peu en arrière et en dehors, quelquefois directement en arrière de la racine de l'apophyse ptérygoïde.

M. Carless, en examinant pour moi un grand nombre de crânes, a vu du reste qu'il y avait dans ces rapports de grandes variations. Souvent du bord postérieur de l'apophyse ptérygoïde par une languette osseuse qui va rejoindre l'épine du sphénoide, sur un plan extérieur au trou ovale, le trou de l'artère méningée, entre les deux, à 2 millimètres en arrière du premier.

Malheureusement, l'épine qui serait, on le voit, un très bon point de repère, ne peut pas toujours être trouvée sur le vivant, à cause de la profondeur de la plaie et de l'espace limité dans lequel on manœuvre. Il devient alors important de bien sentir avec le doigt la table externe de l'aile ptérygoïdienne, et l'on se rappellera les chiffres suivants : Sur un crâne adulte d'homme, la distance moyenne du bord antérieur de cette table externe (c'est-à-dire de la lèvre postérieure de la fente ptérygo-maxillaire), au centre du trou ovale, est d'environ 18 millimètres, tandis que, sur un crâne adulte de femme, elle n'est que de 16.5. Dans les deux sexes, la distance est un peu plus grande à droite; elle est notablement plus grande ou plus petite sur les crânes exceptionnellement volumineux ou minimes.

Lorsqu'on rencontrera un pont osseux ptérygo-épineux, on l'enlèvera soigneusement, pour pouvoir reconnaître le trou ovale.

4e *temps.* — Après avoir exposé le trou ovale et suivi jusqu'à lui soit le nerf maxillaire inférieur, soit le moignon qui en reste, par suite d'opérations antérieures, ou attaque la base du crâne à la tréphine.

Mon intention à mes premières opérations, était d'enlever une rondelle d'os, ayant le trou ovale pour centre, et dans ce but, j'employais une trephine à manche suffisamment long pour ne pas blesser la face, et la pyramide centrale, à deux extrémités : l'une pointue, et l'autre mousse. La couronne, légèrement coudée, avait 1/2 pouce de diamètre et était munie sur sa face externe de rainures de 1/4 de pouce de hauteur. Elle réfètait d'elle-même les débris et ne pouvaii s'enfoncer dans l'os. Après avoir fait saillir la pyramide mousse, le plus de saillie possible, je l'enfonçais dans le trou ovale, de sorte que son extrémité refoulait, en les protégeant, la dure-mère et les autres organes intra-cranien. Le manche de la trephine était dirigé le plus possible en dedans et en arrière ; mais à cause de parties molles, on ne pouvait le rendre perpendiculaire à la base du crâne, ce qui n'était pas un mal, car j'étais ainsi plus sûr de ne pas blesser le canal carotidien qui est singulièrement près du bord interne du trou ovale, n'en étant séparé que par le bord interne de la grande aile du sphénoïde, épais dé 2-4 millimètres. La cause de l'angle de la tréphine, la partie externe de la rondelle était coupée la première ; à la partie interne, l'os était simplement fracturé le long de la ligne de suture, entre le sommet du rocher et la grande aile du sphénoïde ; le canal caroditien restait ainsi hors d'atteinte. Du reste, sa lésion n'entraînerait pas nécessairement une blessure de l'artère, car il y a toujours un certain intervalle entre les parois de l'un et de l'autre, pour permettre les battements artériels. Le disque d'os, étant libéré par un élévateur, formait collier autour du nerf divisé et était glissé sur lui. Dans un des deux de mes cas, il exerçait une constriction manifeste.

Un de mes malades ainsi traité vomit et rendit par le nez une certaine quantité de sang altéré : ce sang venait bien évidemment de la trompe d'Eustache, immédiatement contigüe à la crête osseuse qui borde en dedans les trous ovale et épineux ; en effet, sur la plupart des crânes, on trouve en ce point une dépression s'étendant en arrière jusqu'au point d'attache de la trompe au rocher, en avant, jusqu'à la base de l'apophyse de ptérygoïde ; cette dépression est occupée par la portion cartilagineuse de la trompe. Il est bien probable qu'en enlevant le disque d'os ayant le trou ovale pour centre, elle avait été blessée, exposant ainsi la plaie à toutes les infections venant du pharynx.

Pour éviter cet accident, je place actuellement la couronne sur la grande aile du sphénoïde, un peu en dehors et en avant du trou ovale, de manière que la circonférence du disque tombe juste à la partie externe de celui-ci. L'ouverture ainsi faite, peut être ultérieurement agrandie du côté qu'il est nécessaire. On ne perdra pas, du reste de vue, que l'épaisseur de la paroi crânienne est très inégale dans cette région, beaucoup plus mince sur le côté externe de la couronne que sur l'interne ; comme en outre la tréphine est appliquée obliquement, la rondelle sera bien plutôt sciée en dehors qu'en dedans, et la blessure de la dure-mère sera possible, malgré toutes les précautions prises.

5ᵉ Temps. — Après avoir refoulé la dure-mère avec la spatule et passé une ligature autour du bout central de la IIIᵉ branche, on le suit jusqu'au ganglion qu'on va enlever. Enlèvement qui n'est point difficile pour la moitié postérieure de celui-ci, mais beaucoup plus pour l'artèro-supérieure, solidement adhérente à la dure-mère; aussi faut-il tout d'abord couper le tronc nerveux au-delà du ganglion, à son passage à travers la dure-mère, puis l'amener au dehors avec une fine pince. Pour cet usage, j'ai fait construire par M. Hawksley deux crochets, l'un mousse, pour passer autour des nerfs et les dégager des parties voisines, l'autre a un bord concave tranchant pour les couper. On peut aussi se servir d'une paire de ciseaux à strabisme à long manche. Il arrive parfois qu'en divisant le tronc nerveux au ras de la dure-mère, on ouvre le petit prolongement arachnoïdien qui l'entoure; il en résulte, ce qui est sans inconvénient dans une plaie aseptique, un léger écoulement de liquide céphalo-rachidien.

Ceci fait, la III^e^ branche du nerf est à son tour sectionnée juste en avant du ganglion avec le crochet tranchant.

On peut alors enlever, sans grand danger de blesser le sinus caverneux, le tissu ganglionnaire qui est remarquablement mou, avec des pinces ou une petite curette.

6^e^ Temps. — Le sang arrêté, le champ opératoire est désinfecté avec une solution phéniquée. L'apophyse coronoïde est suturée ou enlevée. Le zygoma est suturé au fil d'argent, ce qui réduit au minimum les chances de nécrose et la déformation faciale. Les téguments sont réunis par une suture continue au catgut, pas de drain. Pour prévenir l'accumulation de sang dans la plaie, une compression légère est faite pendant quarante-huit heures avec une éponge placée entre le deuxième et le troisième double de gaze.

Les yeux doivent être recouverts d'ouate salicylée et d'une bande légère.

Une si grave opération entraîne nécessairement un peu de shock, et il faut s'attendre à une élévation consécutive de température vers la fin du deuxième jour.

Le pansement doit être habituellement changé une ou deux fois en quatre jours, puis remplacé par de la gaze fixée avec du collodion. Les sutures, si elles ne sont pas résorbées, sont enlevées à la fin de la première semaine ; il est sage de laisser les deux yeux bandés pendant une semaine, et celui du côté opéré pendant trois ou quatre semaines. »

Malgré toutes ces dernières précautions, un des opérés de Rose perdit l'œil du côté opéré, par fonte purulente.

Des troubles trophiques aussi profonds ne se rencontrent pas heureusement dans toutes les opérations de résection intra-crânienne du trijumeau. Comme trouble constant, on ne trouve que l'abolition absolue de la sensibilité dans toute la sphère d'inervation cutanée du trijumeau.

M. Laborde a fait à ce sujet, à la Société de Biologie, une communication fort intéressante. Il a démontré, dit-il, depuis longtemps, avec le Professeur Mathias-Duval, que les lésions trophiques de l'œil, à la suite de la section du trijumeau, en avant du ganglion de Gasser, procèdent toujours de la profondeur de l'organe et non point de sa surface.

Chez un lapin que M. Laborde a opéré de cette façon, il a pu constater une abolition absolue de la sensibilité de toutes ses parties, de l'œil et de la face, tributaires de la cinquième paire, et il remarqua que les altérations de l'œil apparaissent dans la profondeur du parenchyme oculaire et non à sa surface, qui n'a été atteinte que par une opacité louche sans ulcération appréciable, et que le globe oculaire n'a pas subi la fonte purulente. Cet auteur signale aussi, en plus des troubles trophiques oculaires, une poussée et un développement considérables des incisives qui émergeraient de la cavité buccale.

Il se pourrait donc que, si on a observé des troubles trophiques profonds du côté de l'œil, et de la paralysie de certains muscles de cet organe, l'on ait produit des lésions étendues intéressant les nerfs du voisinage.

*La voie temporale* a été indiquée par Horsley en 1890, qui, allant plus loin que le ganglion, arracha le nerf de son attache cérébrale. Au cours de cette manœuvre, la respiration s'arrêta et le pouls devint imperceptible. Le malade mourut d'ailleurs de shock quelques heures après l'opération. A l'autopsie, on ne trouva rien de particulier.

Plus tard, Hartley en Amérique, Krause, en Allemagne, s'occupèrent simultanément de la question.

Dans les deux premières opérations de section intra-crânienne des seconde et troisième branches du trijumeau, Krause opéra en deux temps, à un intervalle de quelques jours, en tamponnant la première plaie, pour avoir ainsi une cavité exsangue. Dans ses opérations ultérieures, il opéra en une seule séance.

Krause recommande de ne pas poursuivre la recherche de la première branche qui est assez difficile de séparer, sur le vivant, de la paroi externe du sinus caverneux.

Au congrès de chirurgie de 1893, M. Doyen, de Reims, a fait une communication à ce sujet.

Ce chirurgien a eu l'occasion de réséquer le ganglion de Gasser, chez trois malades atteints de névralgie trifaciale grave, en suivant une voie qu'il appelle : voie temporo-sphénoïdale. Son procédé comporte à la fois la résection de l'apophyse zygomatique, la section de l'apophyse coronoïde, l'ouverture de la fosse temporale et la résection du temporal et de la partie horizontale du sphénoïde, jusqu'au trou ovale.

Les résections osseuses sont ici très étendues, tandis que par son procédé, Krause ne résèque que la paroi seule de la fosse temporale.

M. Doyen donne la préférence à son procédé, qui ne l'oblige

pas, dit-il, à soulever beaucoup le cerveau pour la découverte du ganglion et du tronc du trijumeau.

Sur les trois opérées de M. Doyen, les deux dernières succombèrent : l'une dix jours après l'opération, d'apoplexie cérébrale, alors qu'elle semblait tout à fait guérie ; l'autre au bout de quatre jours, sans qu'on puisse trouver, à cette terminaison fatale, d'autre cause que la faiblesse extrême du sujet.

La première malade a été opérée il y a trois ans et trois mois, et, depuis son opération, ses douleurs ont cessé complètement.

Chez elle, il n'y a pas de troubles trophiques graves du côté de l'œil, si ce n'est que la conjonctive et la cornée gauche sont insensibles. La vision est intacte. Il y a une insensibilité complète de la peau des deux lèvres, de la joue, de la tempe et de la région frontale supérieure.

Le goût et la sensibilité tactile de la langue sont diminués du côté opéré.

La persistance de la guérison depuis bientôt trois ans et demi a été obtenue sans que la résection du trijumeau et du ganglion de Gasser ait déterminé des troubles graves chez l'opérée.

Pour avoir un champ opératoire où on puisse opérer aisément, MM. Quénu et Sebileau modifièrent les précédents procédés. Voici d'ailleurs le manuel opératoire réglé par M. Quénu, qui a fait l'objet d'une communicatfon à l'Académie de Médecine, à sa séance du 10 janvier 1894.

« Notre plan opératoire a été préalablement établi sur le cadavre, avec l'aide de notre ami et collègue Sébileau. L'exécution a été aussi prompte sur le vivant, il ne nous a pas fallu plus de cinq minutes pour charger le nerf à partir du moment où la couronne de trépan est appliquée sur la fosse temporale.

Dans un premier temps, nous dénudons la fosse temporale jusqu'à la crête qui la sépare de la fosse zygomatique.

Pour cela, une incision courbe, à convexité supérieure, profonde jusqu'à l'os, part derrière l'apophyse orbitaire externe et aboutit au devant du conduit auditif.

L'hémostase faite, l'arcade zygomatique est sciée ou coupée au ciseau à ses deux extrémités, et le lambeau qui comprend le temporal est rapidement détaché à coups de rugine et rejeté le plus bas possible.

Dans un second temps, nous ouvrons le crâne à l'aide d'une couronne de trépan placée au dessus de la crête sus indiquée, puis nous agrandissons l'orifice vers le bas, en nous servant de la pince-gouge de Lannelongue. Pour cela, nous décollons au fur et à mesure la dure-mère avec le doigt, tandis que, parallèlement, du côté externe, nous descendons la voûte de la fosse zygomatique avec la rugine.

Point n'est besoin d'assécher la place pour y voir ; le doigt est ici un meilleur guide que l'œil. Lorsque la pince-gouge s'est avancée environ d'un centimètre au-delà de la crête, au lieu de rechercher les troncs nerveux, nous recherchons le tronc ovale. Dans ce but, nous utilisons un petit crochet que nous avons fait fabriquer et qui n'est qu'une aiguille de Cooper raccourcie. L'index gauche, étant enfoncé transversalement, s'engage dans une petite vallée limitée en avant par le bord tranchant de l'apophyse ptérigoïde, en arrière par l'épine aiguë du sphénoide. Le trou ovale se trouve juste sur cette ligne, ainsi que le trou petit rond. L'aiguille introduite à plat sur le doigt, puis légèrement retournée, s'engage d'elle-même dans le trou ovale. Nous nous sommes assuré que l'existence d'une lamelle osseuse, réunissant parfois ces deux points de repère n'apporte pas, en général, un obstacle absolu à l'utilisation du crochet. D'autre part, les dimensions de son extrémité mousse l'empêchent de s'égarer dans le trou spheno-épineux. Le guide mis en place, la pince-gouge se dirige à coup sûr vers le trou ovale, et bientôt la disparition de la dernière lamelle libère le crochet et met à nu le tronc nerveux.

Dans un troisième temps, un large écarteur refoulant les muscles ptérygoïdien externe et temporal, on charge le nerf et on le résèque. On pourrait, au besoin, poursuivre jusqu'au ganglion de Gasser, ou tout au moins, jusqu'à l'émergence de ses trois troncs.

Il plaît généralement aux chirurgiens, de voir et de tenir en main le nerf qu'il résèque. En cas de difficultés imprévues, tenant à une hémostase difficile ou à toute autre cause, on peut être sûr d'avoir détruit le nerf en totalité, du moment qu'une petite curette gratte partout le contour osseux du trou ovale et donne bien la certitude qu'il est vidé de son contenu.

Tous ces temps s'exécutent sans perte de sang. Chez notre opéré, l'hémostase la plus longue. a été celle du muscle temporal. La plaie zygomatique n'a donné que du sang veineux, dont la compression a eu facilement raison. La méningée moyenne a été entièrement respectée. L'opération a duré une heure et quart, mais elle pourrait être considérablement abrégée.

Les suites ont été des plus simples, le soulagement a été immédiat, la disparition des spasmes douloureux absolue.

Nous n'avons établi notre conduite chirurgicale que d'après nos observations cadavériques, mais en parcourant la littérature médicale, nous avons constaté, et c'était fatal, que nous avions fait des emprunts dans l'exécution des détails opératoires : tels, la section de l'arcade zygomatique de Rose, la trépanation temporale de Krause, la section du pont osseux intermédiaire au trou ovale et à la couronne de trépan d'Andrews (de Chicago), l'utilisation de la pince-gouje, etc. Mais Rose ne pénètre dans le crâne que par le trou ovale préalablement agrandi ; Krause ne résèque pas l'aile du sphénoïde ; Andrews n'appliqua la couronne de trépan que vu l'impossibilité où il était de découvrir les nerfs dentaires qu'il cherchait, et il l'appliqua, non sur la fosse temporale, mais un peu en dehors du trou ovale. Doyen réunit comme nous la trépanation temporale à la résection du sphénoïde, mais son premier objectif fut, non pas le trou ovale, mais le nerf dentaire inférieur : il rechercha ce nerf avant même d'ouvrir le crâne, et, comme dans le procédé de Rose, il le suivit pour arriver au trou ovale. Il ne trépana consécutivement la fosse temporale que pour se donner du large dans l'agrandissement du trou osseux qui devait le mener au ganglion de Gasser. Il est bien évident que, dans ces opérations complexes, ce n'est pas l'accomplissement d'un détail qui caractérise l'originalité d'un procédé, mais la méthode qui règle la succession des temps et précise le plan général d'action. Le malade qui a fait l'objet de cette communication, a vu disparaître complètement ses douleurs immédiatement après l'opération. »

Nous sommes allés récemment dans le service de M. Quénu. Ce maître nous a dit avoir reçu il y a quelques jours, une lettre du malade lui disant que depuis la fin de 1893, date de l'opération, il n'avait plus éprouvé la moindre douleur.

Chez ce malade, le ganglion de Gasser n'avait pas été réséqué, d'ailleurs la voie suivie par M. Quénu n'est bonne que pour arriver sur le maxillaire inférieur.

L'intervention de M. Quénu était parfaitement justifiée, les interventions extra-crâniennes n'ayant donné aucun résultat.

M. le professeur Poirier a bien voulu nous donner la primeur d'un procédé de résection du ganglion de Gaster, qu'il a eu l'occasion de pratiquer, il y a quelques jours à peine, avec un plein succès. Ce procédé fera d'ailleurs l'objet d'une communication ultérieure à la Société de chirurgie (1).

(1) La communication a eu lieu à la Société de Chirurgie le 8 juillet 1894.

La description magistrale du maître se passe de commentaires et nous ne pourrions mieux faire que de publier in extenso le manuel opératoire réglé d'une façon si précise :

« Ayant été appelé à réséquer le ganglion de Gaster sur un malade du professeur Raymond, j'ai, au préalable, étudié et répété sur le cadavre les procédés divers conseillés et employés jusqu'à ce jour. Après ces indispensables tâtonnements, je suis arrivé à fixer le manuel opératoire de cette opération, d'une façon si précise, que je n'hésite pas à déclarer que la résection du ganglion de Gasser ne présente point de difficultés réelles.

Pour comprendre et exécuter sans trop de peine ce manuel opératoire, il est indispensable de connaître les points principaux de l'anatomie de la région temporale, de la fosse ptérygo-maxillaire, et de l'étage moyen du cerveau.

Le procédé auquel je me suis arrêté après un grand nombre d'essais sur le cadavre, emprunte chacun de ses temps aux procédés connus de Horsley, Rose, Krause, Doyen, etc., etc.

Premier Temps.— *Incision cutanée et dissection du lambeau.*

L'incision commence sur la tubérosité malaire et monte, verticale, sur la face génienne (externe) jusqu'à la jonction des apophyses orbitaires du malaire et du frontal; là, elle se recourbe pour traverser, horizontale, la region temporale, et redescendre verticalement dans le sillon préauriculaire, jusqu'au tragus; c'est un Ω dont la branche postérieure un peu moins bas que l'antérieure. Incisez franchement, jusqu'à l'os sur le malaire; plus légèrement dans la région temporale et surtout en descendant le sillon préauriculaire, afin de ménager aussi longtemps que possible les vaisseaux temporaux superficiels, qui seront coupés, pincés et liés dans l'angle auriculaire du lambeau.

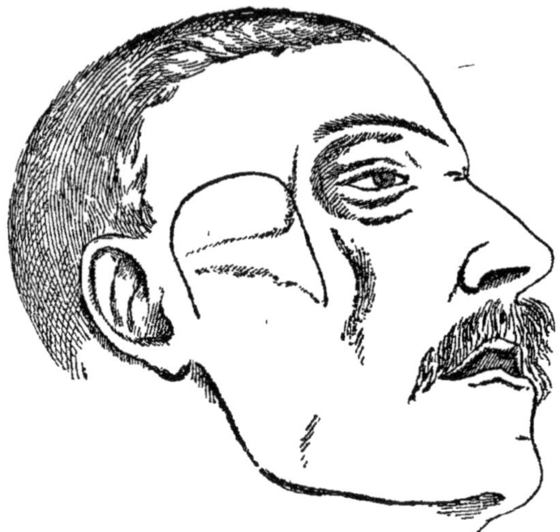

Fig. n° 1

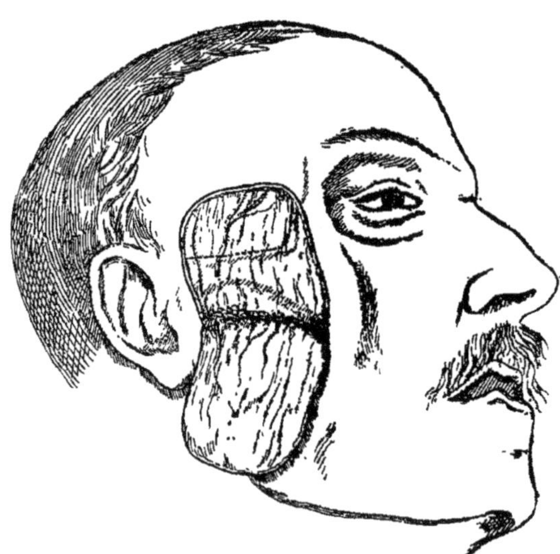

Fig, n° 2.

Fig. n° 1 et n° 2 : *Incision cutanée et dissection du lambeau.*

La dissection du lambeau met à nu : les insertions malaires du grand zygomatique, l'apanévrose temporale, l'apophyse zygomatique et à un centimètre au-dessous de celle-ci, les lobules supérieurs de la glande parotide qu'il importe de ménager.

Ne vous inquiétez point, au cours de dissection, de la petite hémorrhagie résultant de la section des artères et veines temporales ; c'est, je le répète, au niveau de l'angle auriculaire du lambeau que vous les pincerez et lierez en bloc.

IIe Temps.— *Résection de l'apophyse zygomatique et de la moitié postérieure du losange malaire.* — Le lambeau ayant été disséqué et rabattu vers l'angle de la mâchoire, incisez l'aponévrose temporale le long de l'apophyse orbitaire du zygoma, le long, mais à 3 millim. du rebord osseux, afin de pouvoir recoudre à la fin de votre opération.

Achevez bien cette incision en arrière ; là, il vous arrivera de couper la temporale moyenne que vous lierez si elle saigne ; plus tard, votre muscle temporal saignera moins.

*Section du malaire.*— Cet os doit être scié suivant son grand axe vertical. A cet effet, engagez de haut en bas la forte sonde cannelée de Nélaton sous l'apophyse orbitaire externe, et grattant avec le bec la face postérieure du malaire, faites émerger ce bec au niveau du tubercule malaire ; un coup de pointe à ce niveau dans l'épaisse insertion tendineuse du masséter facilitera la sortie de la sonde. Sur cette sonde laissée en place, avec la petite scie à main, maintenue perpendiculairement à l'os qu'elle va couper en quelques secondes, sciez l'os malaire : la manœuvre est des plus faciles, puisque la sonde protège les parties sous-jacentes et la peau de la joue. La section du malaire est affaire de quelques secondes. Si vous

vous servez de la petite scie à main qui se trouve dans toutes les boîtes d'opérations, point n'est besoin de recourir aux scies circulaires que d'aucuns conseillent : évitez surtout la scie à chaîne, instrument dangereux et d'utilité contestable.

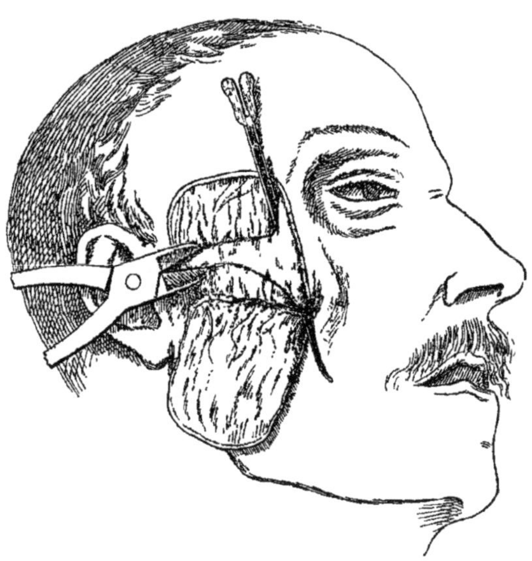

Fig. n° 3.

*Section de l'apophyse zygomatique.* — Cette apophyse doit être coupée au niveau du point de jonction de ses deux racines, sur le tubercule zygomatique.

Ne perdez point de vue que le trou ovale est au bout de la racine tranversale, à 35 millimètres environ du tubercule zygomatique.

A la section transversale, conseillée par tous, je préfère un trait oblique coupant l'os immédiatement en arrière du tubercule zygomatique, juste au niveau du condyle, qui est plus facile à sentir que le tubercule. Pour cette section, l'instrument de choix est la pince coupante (qui brise plus qu'elle ne coupe), agissant au lieu dit, presque parallèlement au grand axe de l'apophyse zygomatique. Par ce trait, outre que vous vous donnez une plus large entrée vers la profondeur, vous obtenez une surface de section double de celle obtenue par un trait transversal, ce qui n'est point à négliger pour la consolidation à venir.

Soyez prévenu que si vous enfoncez trop le bec de votre pince, vous ouvrirez peut-être le compartiment supérieur (ménisco-temporal) de l'articulation temporo-maxillaire. L'accident n'est pas d'importance ; cependant, mieux vaut l'éviter. Un coup du bec de la pince réséquera, au besoin, une petite pointe osseuse ayant échappé à la pince.

L'étendue de la brèche ainsi obtenue est de 4 centimètres. Je viens de la mesurer sur les derniers sujets utilisés pour fixer et décrire ce manuel opératoire. Sur l'un d'eux, elle n'est que de 35 millimètres, parce que la section du malaire a passé un peu en arrière de son grand axe vertical ; sur ce sujet, la résection du ganglion a été plus pénible.

Les os étant coupés, il faut rabattre l'arc zygomatique et le masséter. Pour cela, renversez en bas et en dehors l'arc osseux, séparez doucement avec le bec de la sonde cannelée le temporal et le masséter bien souvent continus ; au cours de cette séparation, vous rencontrerez toujours une artériole et d'assez grosses veines ; pincez-les, c'est autant de fait et notez, si vous voulez, que ce n'est point l'artère massétérine, qui passe plus bas dans l'échancrure sigmoïde. Poursuivez ce rabattement assez bas pour que le bec de votre sonde puisse bien délimiter la coronoïde, engainée par le tendon du temporal ; traînez le bec de la sonde sur les bords antérieur et postérieur du temporal, vous rencontrerez les vaisseaux et les nerfs massétérins; en avant, dégagez le bord antérieur de la graisse fluide qui l'entoure; c'est en bas, vers la joue, qu'il faut rejeter cette graisse, continuation de la boule graisseuse. D'aucuns enlèvent cette graisse, et je l'ai fait une fois ; mais à quoi bon? Repoussée en bas, elle ne vous gênera plus, et plus tard elle servira à combler la vaste excavation que vous allez creuser.

IIIe Temps. — *Section du sommet de la coronoïde et relèvement du temporal ; dénudation de la partie inférieure de fosse temporale.* — Les bords du muscle temporal étant dégagés, et l'apophyse coronoïde reconnue, sectionnez, ou brisez à la pince coupante le sommet de cette apophyse. Comme le tendon temporal engaîne l'apophyse et descend très bas sur sa face interne, il faut achever au bistouri la section du tendon et des fibres inférieurs du temporal. Lorsque le bout inférieur de ce muscle sera bien dégagé, commencez à relever le muscle vers la fosse temporale. Parfois, on éprouve quelque peine à le séparer du ptérygoïdien externe, avec lequel il se continue ; le plus souvent, l'interstice des deux muscles est traversé par une artériole et des veinules, et, aussi souvent, par l'artère maxillaire interne elle-même. (Voyez à ce sujet l'intéressante thèse de mon élève Juvara : *Anat. de la région ptérygo-maxillaire*, Paris, 1895.) Dans tous les cas, liez avec soin l'artère et les veinules qui passent dans l'intertice ptérygo-maxillaire. Tant mieux, si le tronc même de la maxillaire, le reste de l'opération sera plus facile, la plaie restant presque exsangue.

Ceci fait, relevez le muscle temporal, dénudant, avec la rugine, la fosse temporale, depuis la crête temporale du sphénoïde jusqu'à deux bons travers de doigt au-dessus.

Je désigne, sous le nom de crête du sphénoïde, crête sous-temporale de quelques auteurs, la crête épineuse, qui, sur la

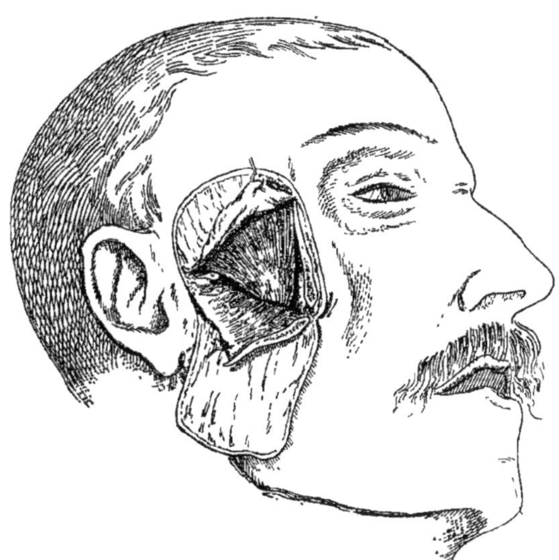

Fig. nº 4.

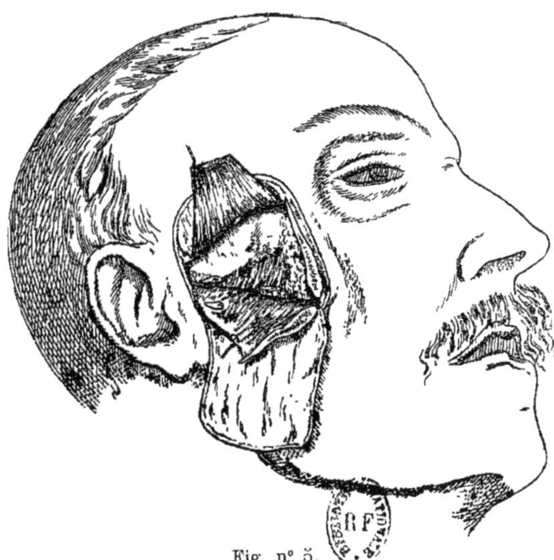



Fig. nº 5.

face extra-cranienne de la grande aile du sphénoïde, sépare la portion temporale, supérieure ou verticale de cette aile, de sa portion inférieure, cette dernière étant horizontale et formant, avec le temporal, le plafond de la fosse ptérygo-maxillaire ou plan sphéno-temporal. Cette crête est formée d'une série de tubercules plus ou moins saillants, dont l'antérieur, le plus gros, est le tubercule du spénoïde.

IVe Temps.— *Dénudation du plan sphéno-temporal, reconnaissance du trou ovale et de l'émergence du nerf maxillaire inférieur.* — Ce temps est des plus faciles et ne demande que quelques secondes. Rappelez-vous d'abord que le plan sphéno-temporal est à peu près horizontal et que le trou ovale est à 20 ou 23 millim. de profondeur sur le prolongement de la racine transversale (condyle temporal) de l'apophyse zygomatique.

Avec la même rugine courbe qui a servi à dénuder la fosse temporale, dénudez le plan sphéno-temporal en partant de la crête sphénoïdale.

Cheminez entre le périoste et l'os, dans une direction transversale, immédiatement en avant du condyle temporal ; le dos de l'instrument repousse et protège le ptérygoïdien et ses vaisseaux, à 20 millim. de profondeur, après avoir bien épongé avec une compresse maintenue en place quelques instants, vous reconnaîtrez et verrez le bord postérieur de l'aile externe de la ptérygoïde et immédiatement en arrière de lui, le trou ovale d'où émerge un gros trousseau rougeâtre, le nerf maxillaire inférieur. Avec le bout mousse de votre sonde cannelée, isolez quelque peu le paquet nervo-vasculaire.

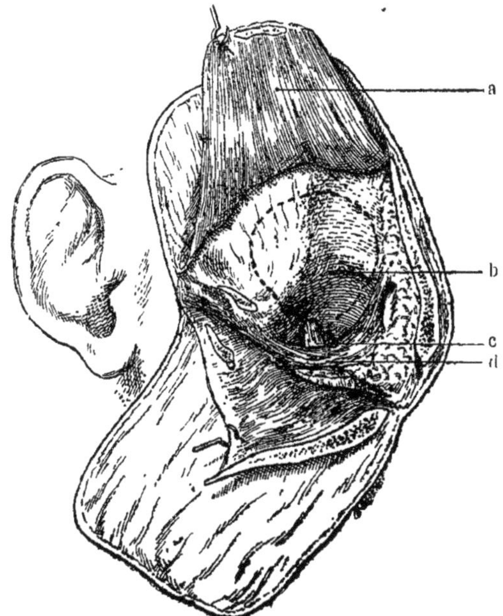


Fig. n° 6.

a *Muscle temporal relevé en haut.*
b *Région où doit être pratiquée la brèche osseuse.*
c *Maxill. infér.*
d *Ptérygoïdien externe.*

Je dois insister sur trois points :

*a*. J'ai dit : vous verrez et reconnaîtrez, etc..., parce que l'on peut et l'on doit voir : 1° le bord postérieur de l'aile externe de la ptérygoide ; 2° le nerf émergeant du trou ovale. N'essayez pas d'aller reconnaître ces parties avec le doigt; une pulpe d'index, comprimée entre le plan sphéno-temporal et le périoste qui bride et protège les parties molles, arriverait difficilement jusqu'au fond de la région ; si elles parvient à toucher ces parties molles du bout de l'ongle, elle sentira mal et rapportera de faux rensseignements. J'ai fait voir nettement toutes ces parties sur le vivant ; je les vois et fais voir dans mes répétitions sur le cadavre ; ce qui est une occasion de redire : là, comme partout, l'œil, seul, est le bon guide ; méfiez-vous des sensations perçues par une pulpe fatiguée.

*b.* — Le nerf maxillaire inférieur, à son émergeance, n'apparaît point sous la forme de ce gros cordon blanc que représentent nos figures d'anatomie ; entouré de veinules et de tissu celluleux, c'est un cône rougeâtre dont le sommet s'enfonce dans le trou ovale.

*c.* — Que votre rugine agisse bien dans le plan frontal, toujours parallèle et tangeante au condyle temporal ; il est arrivé à de bons opérateurs de s'égarer en avant vers la fente ptérygo-maxillaire.

*d.* — Immédiatement en arrière et un peu en dehors du trou ovale, c'est-à-dire plus près de l'opérateur, est le trou petit rond, par lequel pénètre la méningée moyenne ; vous ne le reconnaîtrez point, car il est protégé par la saillie du condyle temporal, c'est dans le temps suivant que vous arriverez à lui, par la fossé moyenne, et que vous lierez la méningée moyenne, si vous en reconnaissez la nécessité.

IV^e^ Temps. *Résection de la partie basse de la fosse temporale et du plan sphéno-temporal. Soulèvement progressif du lobe temporo-sphénoïdal. Reconnaissance de la partie intra-cranienne du maxillaire inférieur.* — La plupart des auteurs qui ont pris cette voie temporo-sous-temporale pour aller à la recherche du maxillaire inférieur ou du ganglion de Gosser, conseillent à ce moment de l'opération, de commencer la brèche osseuse par l'application d'une couronne de trépan soit dans la fosse temporale, soit sur le plan sphéno-temporal. Il est beaucoup plus simple, plus facile, moins long d'ailleurs, et moins dangereux d'ouvrir au ciseau la fosse temporale, mince, d'épaisseur inégale, précisément au point où elle est doublée de la méningée moyenne parfois contenue dans un canal osseux complet.

Donc avec un ciseau bien coupant, à tige grosse et carrée pour qu'il puisse être bien tenue, à tête large pour protéger la main contre les coups du marteau ; agissant presque parallèlement à la surface osseuse, circonscrivez un lambeau d'environ deux centimètres carrés. « De petits coups de maillet « font pénétrer le ciseau dans la table externe de l'os ; dès « que le ciseau a pénétré quelque peu, imprimez lui un mouve- « ment de bascule pour soulever et détacher un copeau osseux ; « c'est la manœuvre du charpentier équarissant un tronc « d'arbre ». Répétez la même manœuvre tout à côté et à la troisième, au plus tard à la quatrième application du ciseau, vous détacherez un fragment, toute l'épaisseur de la paroi très mince à ce niveau. — La dure-mère étant à nu dans une étendue variable suivant la dimension de l'éclat osseux, décollez-la avec l'instrument approprié et, remplaçant le ciseau par la pince-gouge, agrandissez et régularisez l'orifice de la fosse temporale, après quoi vous attaquerez le plan sous-temporal, par morsures successives de la pince-gouge, jusqu'au trou ovale que vous ouvrez par un dernier coup de pince.

Il va sans dire que la dure-mère a été décollée au fur et à mesure ; d'ailleurs, la branche intracranienne convexe de la pince suffit d'ordinaire à ce décollement.

Sur la dure-mère, on voit la méningée moyenne, qui s'enfonce vers le trou petit-rond. Quelques opérateurs ont lié cette artère ; je n'ai pas eu l'occasion de le faire, ayant trouvé, dans le cas que je rapporterai plus loin, une dure-mère exsangue, car la méningée moyenne avait été envahie et partiellement détruite par le sarcome, au niveau de son entrée dans le crâne.

Dans mes répétitions sur le cadavre, il m'a paru que cette ligature n'était pas indispensable.

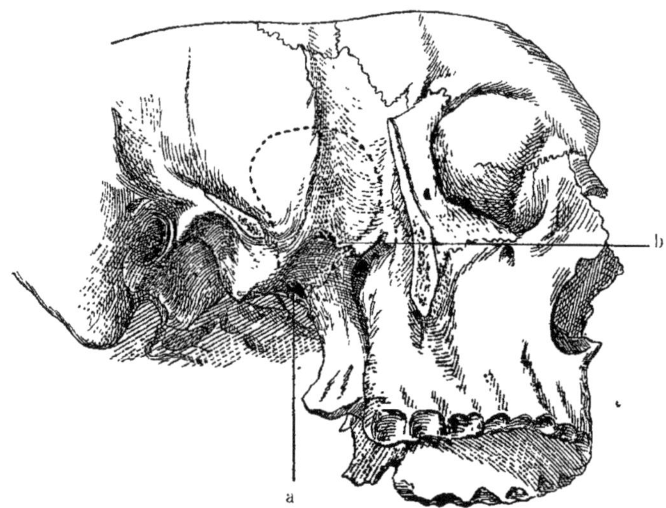


Fig. n° 7.

a *Trou ovale.*
b *Tubercule du sphénoïde.*

*Remarque :* Point n'est besoin de trépaner largement la fosse temporale ; un orifice ovalaire de 2 centimètres de largeur sur 2 1/2 de hauteur est très suffisant pour les manœuvres ultérieures sur le ganglion.

La brèche du plan sphéno-temporal qui continue cet orifice doit garder une largeur de 2 centimètres environ.

Ces indications relatives aux dimensions n'ont rien d'absolu ; elles constituent un minimum très suffisant ; si l'on est gêné, quelques morsures de la pince gouge auront vite fait d'agrandir l'orifice.

V^e Temps.— *Reconnaissance des nerfs maxillaire, inférieur et maxillaire supérieur; dégagement de la face cérébrale du ganglion de Gasser; section des nerfs maxillaire, inférieur et supérieur au niveau des trous ovale et grand rond; soulèvement de la face crânienne du ganglion; pincement du trijumeau avant son épanouissement; arrachement protubérantiel de ce nerf; extraction du ganglion d'arrière en avant.*

Le nerf maxillaire inférieur ayant été reconnu, et le tissu ovale échancré, on voit le gros nerf, dont l'enveloppe celluleuse se continue avec la dure-mère, qui recouvre le lobe temporo-sphénoïdal.

Cette continuité n'est qu'apparente. Soulevez légèrement avec l'*écarteur malléable* auquel vous aurez donné une courbure appropriée à la forme du lobe cérébral, soulevez, dis-je, le lobe temporo sphénoïdal, et, agissant avec la pointe mousse de la sonde cannelée de Nélaton, au fond du sillon formé par la réunion du maxillaire inférieur et de la dure-mère vous détacherez facilement la dure-mère. Votre écarteur, manié par votre main gauche, s'avançant et relevant la dure-mère au fur et à mesure que votre sonde cannelée la sépare du ganglion, vous avez mis à nu, en quelques secondes, la face cérébrale de celui-ci; vous connaîtrez alors très facilement le nerf maxillaire supérieur et parfois la branche opthalmique confondue avec la paroi externe du sinus caverneux.

Avec le névrotome courbe à pointe-mousse, chargez et coupez : 1° Le nerf maxillaire inférieur ; 2° le nerf maxillaire supérieur.

Maintenant, prenant avec une pince à disséquer le bout central du maxillaire inférieur, soulevez par ce nerf le ganglion, et dégagez la face pétreuse de celui-ci avec la pointe mousse de votre sonde cannelée, jusqu'au-delà du ganglion, à l'entrée du nerf dans le cavum Meckelii. Là, comme pour la face cérébrale, évitez de pousser le dégagement trop en dedans vers le sinus caverneux.

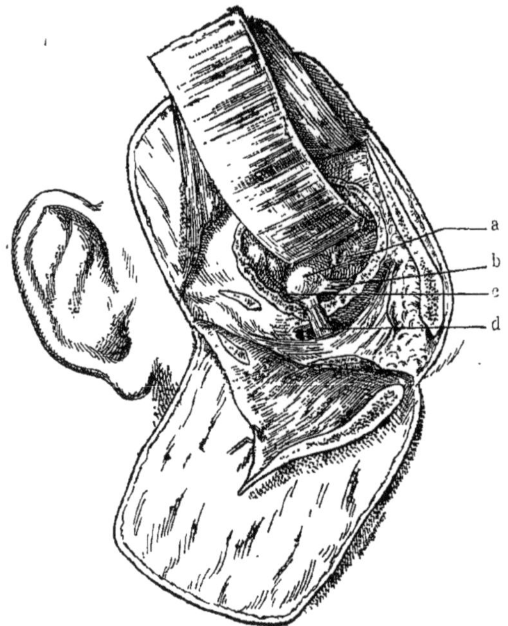


Fig. n° 8.

a *Ganglion d. Gasser.*
b *Maxillaire sup.*
c *Art. méningée moyenne.*
d *Nerf maxill. inf.*

Le ganglion étant ainsi dégagé et visible par ses deux faces, il reste à pincer le nerf à son entrée dans ce ganglion ; avec une pince hémostatique ordinaire, prenez le nerf au niveau de son entrée dans le ganglion, ne tirez pas d'abord, mais tordez sur place de façon à arracher ce nerf à son origine protubérantielle.

Lorsque le tronc du trijumeau aura été arraché, continuez le mouvement de torsion imprimé à la pince hémostatique, pour achever par *arrachement encore* l'enlèvement de la branche ophthalmique. Soyez prévenu que la branche ophthalmique n'est d'ordinairement pas disseccable sur la paroi externe du sinus caverneux.

Lorsqu'on veut enlever en totalité cette branche, on ouvre infailliblement le sinus sans attacher à cet incident plus d'importance qu'il ne faut, car le sinus caverneux très cloisonné n'est pas un gros sinus et il ne doit pas saigner très abondamment. Je conseille de ne point *rechercher* l'arrachement de la branche ophthalmique ; d'ordinaire elle se... au niveau de son émergence du ganglion. C'est le nécessaire, et je ne vois pas la nécessité de faire plus, au risque de léser le sinus et les nerfs inclus dans sa paroi interne.

L'opération que je viens de décrire demande 15 minutes sur le cadavre : je l'ai exécutée en 50 minutes sur le vivant, encore me fallut-il enlever au préalable une tumeur de la pointe du lobule temporo-sphénoïdal. »

Les opérations intra-crâniennes sur le trijumeau furent pratiquées par un grand nombre de chirurgiens français et étrangers : M. Doyen en a rapporté trois cas au Congrès français de chirurgie de 1893 ; M. Quénu en a rapporté un autre à la séance de l'Académie de Médecine du 11 janvier 1894 ; M. Poirier vient d'en pratiquer une, sur un malade du Prof. Raymond, suivant le manuel opératoire qu'il a si bien fixé lui-même. Dandvige, en Amérique, a pratiqué l'ablation du ganglion de Gassei, suivant la méthode de Rose, et a obtenu un excellent résultat ; Keen, de Philadelphie, rapporte une observation d'ablation du ganglion de Gasler, pour un tic douloureux de la face, par la méthode de Hartley-Krause ; l'opération fut très difficile, il a fallu tamponner avec la gaze iodoformée entre l'os et la dure-mère et remettre à trois jours la fin de l'opération. Le tamponnement amena un ralentissement de la respiration et détermina un peu d'aphasie.

Eskridge et J. Baker rapportent l'observation d'un malade atteint d'une névralgie faciale, chez qui trois interventions sur l'extrémité périphérique des nerfs n'amenèrent aucun résultat. Ils décidèrent alors de pratiquer la résection des trois divisions du ganglion de Gasser. L'opération fut des plus laborieuses, car la dure-mère était épaisse et résistante, dureté due très probablement à une inflammation chronique. La recherche du ganglion de Gasser a été très difficile. Le malade mourut de shock, 38 heures après l'opération.

Ce chirurgien se demande si les récidives ne deviendraient peut être moins fréquentes, en employant, soit une composition métallique, soit plutôt une substance osseuse stérilisée pour combler le canal osseux.

Krause dit avoir pratiqué douze fois la résection du ganglion de Gasser; l'un des opérés a succombé, un autre est encore en traitement, les autres did sont guéris.

Malgré ces brillants résultats, Krause considère l'opération comme très dangereuse. Pour éviter l'épanchement qui se forme au fond de la plaie, Krause conseille de faire toujours incliner le malade du côté atteint par la névralgie.

Une discussion très intéressante a été engagée dernièrement au 25e Congrès de la Société allemande de chirurgie à la séance du 28 mai 1896, sur les résultats définitifs de l'arrachement des nerfs d'après le procédé de Thiersch. M. Augerer, de Munich, a eu l'occasion d'employer 26 fois le procédé de Thiersch, à savoir l'extraction lente du bout central et du bout périphérique du tronc nerveux au niveau de sa sortie du canal osseux.

Entre les mains de ce chirurgien, ce procédé aurait donné d'excellents résultats; il conseille cependant de recourir, en cas de récidive, l'extirpartion du ganglion de Gasser, opération qu'il a lui-même pratiqué avec un plein succès, et cela par la méthode de Krause.

Helferich (de Greifsmald) a pratiqué tout récemment l'opération de Rrause avec succès; le seul désavantage qu'elle présente, d'après lui, consiste dans la petite hémorrhagie qui se produit au fond de la plaie.

En somme le procédé de Rose produit un traumatisme d'une grande gravité. Hortley enlève la dure-mère dans toute l'étendue du trou de trépanation et repousse en haut le cerveau ainsi mis à nu à l'aide d'une spatule, d'où compression du cerveau privé de son enveloppe.

L'opération de Doyen est bien réglée et a donné sur le malade qu'il a opéré des résultats excellents. Le procédé opératoire de M. Poirier nous semble supérieur à tous les autres, en effet la durée de l'opération n'excède pas 15 minutes et le shock opératoire est réduit à son minimum.

Mais notre expérience est tout à fait insuffisante pour juger en dernier ressort les différentes méthodes de résection intra-crânienne du trijumeau. Cependant, si nous voulons tirer des conclusions de ce que pensent les différents auteurs sur ce sujet, nous dirons que les dangers opératoires des interventions intra-crâniennes sont assez considérables; malgré tout, celle-ci restent souvent l'ultime ressource d'une maladie qui, très souvent rend la vie intolérable.

---

## CONCLUSIONS

— Si tous les traitements médicaux institués n'ont donné aucun résultat, intervenir chirurgicalement.

— Le traitement chirurgical doit être la névrectomie et la résection ganglionnaire.

— Il faut s'assurer d'abord qu'il n'existe aucune lésion dentaire, gingivo-périostite, arthrite alvéolo-dentaire ou autre, pouvant être le point de départ d'une névralgie faciale; car alors il faudrait faire disparaître cette lésion, de préférence par la résection du rebord alvéolaire.

— Toutes les fois qu'une névralgie faciale a débuté par la sphère du nerf sous-orbitaire, il faut pratiquer la résection de ce nerf et du ganglion de Meckel, et cela même si les autres branches du trijumeau sont ultérieurement le siège de phénomènes douloureux.

— On n'aura recours à la résection du ganglion de Gasser que si une intervention sur les branches extra-crâniennes du trijumeau n'a donné aucun résultat.

## BIBLIOGRAPHIE


*André* (de Versailles). — Notes à la suite du Traité des maladies de l'urèthre, 1756.

*Axenfeld.* — Traité des névroses.

*Chauvel.* — Elongation des nerfs. 1881.

*Chipault.* — Chirurgie opér. du système nerveux, deuxième vol-

*Congrès de Chirurgie Allem.* — Semaine med. n° 28, p. 217.

*Dandvige* — (Boston med. and. surg. journal)

*Duplay.* - Sur une forme particulière de névralgie du maxillaire inférieur, guérie par la résection du bord alvéolaire du maxillaire. Arch. gen. med., 1889, p 601. t XIV.

*Doyen.* — Traitement chirurg. des nevr. rebelles et extirpation du ganglion de Gasser. Congrès de chirurgie 1893 et Archives provinciales de Chirurgie 1895 1er juillet.

*Eskridge et J. Bak r.* — (American journal of the sc. p. 291, mars 1889.

*Février.* — VIIIe Cong. de chirurg., 1893.

*Gilles de la Tourette.* — Diagnostic et traitement du tic douloureux de la face. Indépendance médic., 2 décembre 1895.

— Semaine med., 27 juin 1896.

*Gross.* Névralgie du maxill. — American Journal, juillet 1870.

*Guinard.* — Trois observations de résection du ganglion de Meckel. Congrès fran. de chirug.. 1895.

*Hartley.* — Névrectomie intra-crânienne du trijumeau Annals. of. surg., 1893.

*Horsley.* — De la névralgie du trijumeau. Britisch med Journ. 1887, p. 180.

*Horsle , Taylor.* — Remarks of the variou surgical procedure Britisch med. journal 1891, 28 novembre.

*Jobert de Lamballe.* - Bull. de thérap., 1859.

*Juvara.* – Anatomie de la région phérygo-maxillaire. Th. de Paris, 1895.

*Karenski* — Traitement des névralgies rebelles du trijumeau par l'arrachement du nerf. Deutsch med. Woch n° 52, 1899, p. 979.

*Keen.* — Trans. of the Philadelphia med. Soc. 1894. Résection du ganglion de Gasser.

*Krause.* — Résection du trijumeau à la sortie du crâne Archiv. f. clin. chir, XLIV, 4.

— Deutsche medic. Woch, 1893.

*Laborde.* — Section intra-crân. du trijumeau. Bull. Soc. biologie, 1889, p. 107.

*Lamotte.* — Traitement chirurgical de la nevralgie faciale Th. Paris, 1892.

*Latouche.* – Arch provinciales chirurgic juillet 1895.

*Le Dentu.* — Traitement chirurg. du tic douloureux de la face. Semaine médicale, 3 juillet 1895.

*Legac.* — De la pathogénie du tic douloureux de la face et de son traitement, par la résection du bord alveolaire. Th. Paris, 1899,

*Le Gallic.* — Contribution à l'étude du traitement chirurgical des névralgies rebelles du nerf maxillair. inférieur. Th. Paris, 1894.

*Léonard.* — De la résection intra-crânienne du trijumeau. Th. Paris, 1894.

*Nicaise.* — Résection du nerf sous-orbitaire. Gazette des hôpitaux, 1881. Encyclopédie intern. de chirurgie, t. III, p. 771.

*Poirier.* — Résection du ganglion de Gasser. Soc. de chirurgie, 8 juillet 1896.

*Quénu.* — De la résection du nerf maxill. inf. dans le crâne. Gazette des hôpitaux, n° 5, 11 janvier 1894.

*Recherches sur la névralgie spasmodique du tic douloureux de la face.* — Revue de Stomatologie, 1894, n° 1 et 2.

*Rose.* — Trait. chirurg. de la nevr. du trijumeau. Bull. med., 9 janvier 1892.

*Revue de stomatologie*, 1895, n° 8. Traitement chirurg. du tic douloureux par le docteur Jarre.

*Segond.* — Revue de chirurgie 1890, p. 192. Semaine med. 1890-1893. p. 407 et 161.

*Trousseau.* – Cliniq. med. de l'Hôtel-Dieu, 3e édition, t. II.

*Tripier.* — Congrès franç. de chirurgie, 1895.

*Valette et Letiévant.* — Traité des sections nerveuses. Paris 1893.

*Voisard.* — De la section des nerfs dentaires inf. et sup. Th de Strasbourg, 1869.

Le Mans.— Association ouvrière, 5, rue du Porc-Épic (Hétrot, Guénet et Cie).

www.ingramcontent.com/pod-product-compliance
Ingram Content Group UK Ltd.
Pitfield, Milton Keynes, MK11 3LW, UK
UKHW021112260726
13994UKWH00002B/858

9 782329 155685